U0224318

国家自然科学基金项目（72122001）

重大传染病防控与管理
——理论与实践

主审 杨维中

主编 刘 珏

中国协和医科大学出版社
北 京

图书在版编目（CIP）数据

重大传染病防控与管理：理论与实践 / 刘珏主编. —北京：中国协和医科大学出版社，2023.12

ISBN 978-7-5679-2320-1

Ⅰ. ①重…　Ⅱ. ①刘…　Ⅲ. ①传染病防治－卫生管理　Ⅳ. ①R183

中国国家版本馆CIP数据核字（2023）第229717号

重大传染病防控与管理——理论与实践

主　　编：刘　珏
策划编辑：张　凌
责任编辑：杨小杰
封面设计：邱晓俐
责任校对：张　麓
责任印制：张　岱

出版发行：**中国协和医科大学出版社**
　　　　　（北京市东城区东单三条9号　邮编100730　电话010-65260431）
网　　址：www.pumcp.com
经　　销：新华书店总店北京发行所
印　　刷：三河市龙大印装有限公司

开　　本：850mm×1168mm　　1/32
印　　张：5.375
字　　数：100千字
版　　次：2023年12月第1版
印　　次：2023年12月第1次印刷
定　　价：60.00元

ISBN 978-7-5679-2320-1

编者名单

主　审　杨维中　北京协和医学院群医学及公共卫生学院

主　编　刘　珏

副主编　刘　民　陶立元

编　者（按姓氏笔画排序）

邓　洁　北京大学公共卫生学院

刘　巧　北京大学公共卫生学院

刘　民　北京大学公共卫生学院

刘　珏　北京大学公共卫生学院

闫温馨　北京大学公共卫生学院

杜　敏　北京大学公共卫生学院

汪亚萍　北京大学公共卫生学院

秦宸媛　北京大学公共卫生学院

陶立元　北京大学第三医院

前 言
PREFACE

　　传染病因其病原体的多样性、发生和发展的不确定性、传播的广泛性、威胁人类健康和影响社会稳定与经济发展的复杂性，以及治理的艰巨性，仍然是人类健康的巨大威胁，是全球公共安全的重大挑战。随着全球化进程加快，人员流动更为频繁，传染病防控与管理将会面临更大的挑战。2016年，我国开始实施《"健康中国2030"规划纲要》，"健康中国"首次被上升为我国优先发展的国策。其中，"加强重大传染病防控"是健康中国建设的重要内容之一。党的二十大报告明确提出"推进健康中国建设，把保障人民健康放在优先发展的战略位置，健全公共卫生体系，加强重大疫情防控救治体系和应急能力建设，有效遏制重大传染病传播"。

　　科学技术的进步极大地推动了重大传染病防控与管理理论的创新发展与实践。本书编者从事重大传染病防控与管理领域的理论与实际研究多年，围绕"有效遏制重大传染病传播"这一国家重大需求，结合国内外研究进展，编写了《重大传染病防控与管理——理论与实践》。全书分为2个部分。第一部分为理论，主要内容包括重大传染病概述、重大传染病防控策略与措施、重大传染病风险管理理论与方法、重大传染病防控效果评估方法。第二部分为实践，以病毒性肝炎、人类免疫缺陷病毒/获得性免疫缺陷综合征、疟疾、猴痘和结核病等全球面临的重大传染病为例，从疾病分布和负担、风险评估、监测预警、防控策略和效果评估等几个方面介绍防控与管理案例实践。

目前国内外有关重大传染病防控与管理理论与实践的书籍不多。本书既吸收了当今世界传染病防控与管理的最新进展，又总结了编者近年在传染病防控与管理理论研究和实践的成果，为我国卫生管理、疾病预防控制、医疗、监督、高校教育等相关学者开展重大传染病防控与管理的理论研究及实践工作提供参考工具。

本书的编写倾注了全体编者的大量心血，在此致以深深的谢意。此外，还要特别感谢本书主审杨维中教授细致严谨的审稿。由于时间仓促，难免有所疏漏，敬请批评指教。

刘 珏

2023 年 10 月

目　录

CONTENTS

第一部分　理　论

第二部分　实　践

第一部分

理　　论

第一章　重大传染病概述

第一节　传染病的概念及特征

一、传染病的定义和分类

（一）传染病的定义

传染病（communicable diseases）是指由病原体如朊粒、病毒、衣原体、立克次体、支原体、细菌、真菌、螺旋体和寄生虫感染人体后产生的有传染性、在一定条任下可造成流行的疾病。

传染病的流行过程就是传染病在人群中发生、发展和转归的过程。流行过程的发生需要有3个基本环节，包括传染来源、传播方式和人群易感性。传染来源（贮存宿主，reservoir of infection）是指感染性病原体能在其内正常存活和/或繁殖的人、动物、节肢动物、植物、水、土壤或其他物质。传播方式（mode of transmission）是指病原体如何传播的机制。传播方式有多种，主要分为直接传播和间接传播两大类。对某种传染病缺乏特异性免疫力的人称为易感者，易感者在某一特定人群中的比例决定该人群对这种传染病的易感性。这3个基本环节缺乏任何一个，流行即告终止。流行过程受自然因素、社会因素和个人行为因素的影响。

（二）传染病的分类

按照不同的标准，传染病可分为不同的类别。根据病原体的类型，可分为细菌性传染病、病毒性传染病、真菌性传染病、寄生虫性传染病等；按照传播方式，可分为呼吸道传染病、消化道传染病、血液传染病、性传染病等。

二、传染病的特征

传染病与其他疾病的主要区别是传染病具有以下4个基本特征。

1. 病原体

每种传染病都是由特异性病原体引起的。历史上许多传染病都是先认识其临床和流行病学特征，然后才认识其病原体。特定病原体的检出对传染病的确诊和防治有重大意义。

2. 传染性

传染性是传染病与其他感染性疾病的主要区别。例如，耳源性脑膜炎和流行性脑脊髓膜炎在临床上都表现为化脓性脑膜炎，但前者无传染性，无须隔离，后者有传染性，必须隔离。传染病患者有传染性的时期称为传染期。

3．流行病学特征

传染病的流行过程在自然和社会因素的影响下，表现出各种流行病学特征。

（1）流行性：可分为散发、暴发、流行和大流行。散发是指某传染病在某地的常年发病情况处于常年一般发病率水平。暴发是指在某一局部地区或集体单位中，短期内突然出现多例同样症状的患者，大多是同一传染来源或同一传播方式。当某病发病率远超过该病常年发病率水平或为散发发病率的数倍时称为流行。当某病在一定时间内快速传播，波及全国各地，甚至超出国界或洲境称为大流行。

（2）季节性：不少传染病的发病率每年都有一定的季节性升高，主要与气温及媒介生物有关。如呼吸道传染病常发生在冬、春季节，肠道传染病及虫媒传染病好发于夏、秋季节。

（3）地方性：有些传染病或寄生虫病由于中间宿主的存在、地理条件、气温条件、人民生活习惯等原因，常局限在一定的地理范围内发生，如恙虫病、疟疾、血吸虫病等。主要以野生动物为传染来源的自然疫源性疾病往往呈现出地方性。

（4）外来性：指在国内或地区内原来不存在，从国外或外地传入的传染病。

4．感染后免疫

感染后免疫是指免疫功能正常的人体经过显性或隐性感

染某种病原体后，都能产生针对该病原体及其产物（如毒素）的特异性免疫。感染后免疫力的持续时间在不同传染病中有很大差异，感染后免疫如果持续时间较短，可能出现再感染和重复感染。

第二节　重大传染病和新发传染病的界定及范畴

一、重大传染病的界定及范畴

重大传染病通常是指传染力强、毒性大、传播容易实现、致死率较高，造成或者可能造成公众健康和生命安全严重损害，引起社会恐慌，影响社会稳定的传染病。《国家突发公共卫生事件应急预案》将重大传染病疫情定义为某种传染病在短时间内发生、波及范围广泛，出现大量的患者或死亡病例，其发病率远远超过常年发病率水平的情况。

我国的法定报告传染病分为甲类、乙类和丙类，共41种。

1. 甲类传染病

鼠疫，霍乱。

2. 乙类传染病

传染性非典型肺炎，艾滋病，病毒性肝炎，脊髓灰质炎，人感染高致病性禽流感，麻疹，流行性出血热，狂犬病，流行性乙型脑炎，登革热，炭疽，细菌性和阿米巴性痢疾，肺结核，伤寒和副伤寒，流行性脑脊髓膜炎，百日咳，白喉，新生儿破伤风，猩红热，布鲁氏菌病，淋病，梅毒，钩端螺旋体病，血吸虫病，疟疾，人感染 H7N9 禽流感，新型冠状病毒感染，猴痘。其中，传染性非典型肺炎、肺炭疽按甲类传染病管理。

3．丙类传染病

流行性感冒，流行性腮腺炎，风疹，急性出血性结膜炎，麻风病，流行性和地方性斑疹伤寒，黑热病，包虫病，丝虫病，除霍乱、细菌性和阿米巴性痢疾、伤寒和副伤寒以外的感染性腹泻病，手足口病。

二、新发传染病的界定与范畴

新发传染病是指人群中新出现的感染性疾病，或发病水平迅速上升或流行区域迅速扩大的已知感染性疾病。通常分为 5 类。

1．新出现的病原体所致感染性疾病（如传染性非典型肺炎、中东呼吸综合征、新型冠状病毒感染）。

2．新诊断的与病原体感染有关的已知疾病（如艾滋病）。

3．再发感染性疾病，指已经控制的、具有重要公共卫生影响的感染性疾病再次出现流行或暴发（如梅毒、淋病）。

4．新出现的耐药病原体所致疾病（如耐药结核病）。

5．输入性传染病，指某国家或地区尚未发现或已消除而由国外传入的传染病（如野病毒脊髓灰质炎）。

第三节　重大传染病的流行概况

在人类历史长河中，传染病曾经是严重危害人类健康和生命安全的主要疾病，天花、鼠疫、霍乱及流行性感冒（简称"流感"）等传染病给人类带来了巨大的灾难。随着社会经济发展、科学进步和人类坚持不懈的努力，全球大多数国家的传染病发病率和死亡率显著下降。尽管传染病已不再是引起死亡的首要疾病，但由于全球化进程、气候变暖、人类生态环境和行为方式的变化，各类新发、再发传染病不断出现，对人类健康构成了严重威胁，也对全球公共卫生提出了新挑战。因此，了解重大传染病的历史与流行现状，具有十分重要的意义。

一、全球重大传染病的流行概况

19世纪以来，人类对传染病的认识逐渐深入，并采取了有效的防控措施（如疫苗），使历史上许多曾经猖獗一时的传染病得到了有效控制，如天花已经被全球根除，麻风和脊髓灰质炎也已经在绝大部分地区消失。

然而，传染病仍然是危害人类健康的重要原因。根据世界卫生组织（World Health Organization，WHO）报道，全球约有20亿人曾经感染或正在感染乙型肝炎病毒

（hepatitis B virus，HBV），2019年一般人群乙型肝炎表面抗原（hepatitis B surface antigen，HBsAg）流行率为3.8%，新发HBV感染者150万例，慢性感染者2.96亿例，死于HBV感染所致的肝衰竭、肝硬化或肝癌等相关疾病者82万例。结核病目前在全球范围内仍有较高的发病率和死亡率。据WHO估计，2021年，全球约有1060万结核病患者，发病率为134/10万；160万人死于结核病，其中18.7万为人类免疫缺陷病毒（human immunodeficiency virus，HIV）感染者或获得性免疫缺陷综合征（acquired immunodeficiency syndromes，AIDS）（俗称"艾滋病"）患者。尽管结核病是一种可预防、可治愈的疾病，但每年仍有150万人死于此病，使之成为世界上最大的传染病杀手。与2019年相比，2020年的全球疟疾病例增加了1400万例。自2000年来，全球疟疾死亡人数稳步下降，从89.6万人下降到2015年的56.2万人；然而2020年的疟疾死亡人数回升到62.7万人，相较2019年增加了近7万人（12%）。

除传统的传染病外，一些新出现或再次出现的传染病也给人类带来了新的挑战和威胁，如艾滋病、传染性非典型肺炎、禽流感、埃博拉出血热、新型冠状病毒感染、猴痘等。截至2022年年底，全球现存活HIV感染者和AIDS患者3900万，当年新发HIV感染者130万，约2980万人正在接受抗逆转录病毒治疗（antiretroviral therapy，ART），共63万人死于AIDS相关疾病。非洲东部和南部地区仍然是受HIV影响最严重的地区，全球约54%现存活HIV感染者和AIDS患者生活于此。在全球范围内，截至2023年10月，全球已报告超过7.71亿例确诊病例和超过696万例死亡病例。自1970年刚果民主共和国报道首例人类猴痘确诊病例，尼日利亚、中非共和国及刚果共和国于1971年、1984年及2003年陆续报道了猴痘确诊病例。此后，猴痘病毒感染主要发生在中非及西非区域的国家，其他国家如美国、新加坡及英国等主要为输入病例。自2022年5月英国报道1例猴痘病例以来，截至2023年10月11日，共有115个国家或地区累计报告猴痘确诊病例90 656例，涉及非洲、欧洲、美洲、西太平洋及东地中海等地区。据WHO估计，20世纪70年代以来，全球有超过50种新发传染病。这些新型或复发型重大传染病的病原体往往具有更强的变异能力和适应能力，更难以被发现和诊断，更容易跨越地域和物种界限，更缺乏有效的干预措施。

二、我国重大传染病的流行概况

新中国成立以来，我国始终坚持"预防为主、防治结合"的方针，不断加强传染病防治工作，取得了举世瞩目的成就。

我国目前法定报告传染病分甲、乙、丙3类，共41种。甲、乙类法定报告传染病总发病率从1970年的7061.86/10万下降至2021年的193.46/10万，死亡率从1970年的7.73/10万下降至2021年的1.57/10万。消灭了天花，消除了脊髓灰质炎、丝虫病、新生儿破伤风和疟疾，有效控制了白喉、百日咳、伤寒、痢疾、血吸虫病、狂犬病。白喉、百日咳、麻疹、风疹、甲型肝炎（简称"甲肝"）、流行性脑脊髓膜炎、流行性乙型脑炎等大多数疫苗可预防传染病发病率降至历史最低水平。鼠疫、霍乱、炭疽仅出现一些散发病例。

然而，乙型肝炎（简称"乙肝"）、结核病等流行率相对较高，感染基数较大，其防治仍然存在较大挑战。同时，流行性感冒、流感嗜血杆菌疾病、肺炎链球菌病、人乳头瘤病毒病和轮状病毒病等疫苗可预防疾病还没有纳入免疫规划管理，疫苗接种率还很低，没有发挥疫苗相应疾病的预防和控制作用。艾滋病、丙型肝炎（简称"丙肝"）、性病、布鲁氏菌病、棘球蚴病、恙虫病和诺如病毒感染等疾病目前并没有疫苗可以预防。由于城镇化、工业化和全球化的快速发展，加上其他社会经济和环境因素，传染病的形势又出现了一些新的挑战。我国自2003年以来，几乎每年都有新发传染病的发生，成为当前最大的公共卫生问题。

第四节　重大传染病防控与管理的挑战与展望

新中国成立以来，我国对传染病防治一直实行预防为主的方针，坚持防治结合、分类管理、依靠科学、全社会参与。根据《中华人民共和国传染病防治法》（以下简称《传染病防治法》）、《中华人民共和国传染病防治法实施办法》等现行法律法规，我国传染病的防治工作由各级人民政府负责领导，县级以上人民政府负责制定传染病防治规划并组织实施，建立健全传染病防治的疾病预防控制、医疗救治和监督管理体系；在各级政府的领导和组织下，卫生行政部门负责对防治工作的监督管理，医疗机构负责对疾病的医疗救治，疾病预防控制机构承担传染病监测、预测等防控工作，医疗保障机构、药品监督管理机构则分别保障患者就医及合格医疗用品供应。

一、重大传染病防控与管理面临的挑战

目前，我国传染病的危害呈现以下特点：①艾滋病危害严重。HIV感染模式正在发生从高危人群向一般人群播散的变化，报告的死亡人数和死亡率高居榜首。②病毒性肝炎防治形势依然严峻。虽然我国一般人群HBsAg携带率由1992年的9.75%降至2020年的5%左右，5岁以下儿童的HBsAg携带率为0.32%，人群发病率有所下降但仍不容乐观。多年来，其报告发病数和发病率位居我国甲、乙类法定报告传染病首位，控制难度仍然较大。③结核病卷土重来。近年来，肺结核的发病率和死亡率在甲、乙类法定报告传染病中位居第二，且出现耐多药结核病流行。④新发和再发传染病频发。在全球50多种新发传染病中，我国有20余种，如新型冠状病毒感染、传染性非典型肺炎、艾滋病、肠出血性大肠杆菌O157:H7肠炎、O139霍乱、军团病、空肠弯曲菌肠炎、莱姆病、丙型肝炎、庚型肝炎（简称"庚肝"）、戊型肝炎

（简称"戊肝"）、肾综合征出血热、轮状病毒腹泻、人禽流感、巴尔通体感染、甲型H1N1流感、小隐孢子虫感染腹泻等。⑤手足口病、感染性腹泻、流感等常见传染病发病率仍处于较高水平。

在新时期，遏制传染病传播，需要提高专业机构的核心能力。目前我国疾病预防控制体系机制体制建设尚不完善，存在的主要问题是能力不强、机制不活、动力不足、防治不紧密。在本轮疾病预防控制体系改革中，必须形成疾病预防控制体系建设稳定投入机制，提高监测预警能力和科学研究能力，建立长效激励机制。此外，还必须建立疾病预防控制机构对医疗机构的创新监督考核评价机制，探索在医疗卫生机构建立专兼职疾病预防控制监督员制度，以监督疾病预防控制工作的开展情况。从当前国家公共卫生安全、全球生物安全及大国外交等多个角度看，推动国家级疾病预防控制机构海外分支机构建设，是积极参与全球公共卫生治理，构建人类卫生健康共同体的重要载体；是提高国家生物安全治理能力，筑牢国家生物安全屏障的重要途径；是构建国家全球公共卫生治理网络，实现以点带面辐射效应，提升重大传染病预防控制能力和公共卫生全球领导力的重要手段。由此可见，我国疾病预防控制体系需要着眼长远，整体谋划，布局未来，走出一条具有中国特色的公共卫生治理之路。

二、重大传染病防控管理的展望

（一）完善综合防治策略

坚持"预防为主"的卫生工作方针，对传染病采取有针对性的综合措施进行防控。对于已经消除的传染病，仍需要采取加强常规免疫、病例监测、实验室能力建设，严控输入性病例的继发传播。

（二）提升监测预警能力

传染病监测预警能力是传染病防控的基石，要建立智慧化预警多点触发机制，健全多渠道监测预警机制。首先，在传染病监测的数据源方面要覆盖卫生、海关、教育、农业、环境等多个部门，也要涵盖社会、媒体、网络等新兴数据源，打通数据壁垒，实现多元数据共享，建立基于症状、事件的主动监测机制。其次，充分利用区块链、云计算、隐私计算、人工智能等新兴技术，提升监测数据收集和存储、共享和预警分析能力，实现预警数据集成化和预警模型智能化，建立事前、事中和事后的风险评估机制。

（三）加强实验室检测技术和实验室网络

更新完善各级疾病预防控制中心实验室、设备配置，以及技术规范、标准与规程，加大病原诊断与鉴定技术研发和推广力度，提升各级疾病预防控制中心传染病病原鉴定总体水平，强化一锤定音能力。构建资源联动、统一质控、信息共享的公共卫生实验室检测网络。依托区域公共卫生中心布局，合理构建上下联动、资源共享、优势互补的区域性检验检测中心和重大疫情确证实验室，满足突发、新发传染病早期识别与传染病暴发应对的需要。

（四）完善传染病防控机制

传染病防控需要建立以疾病预防控制中心为核心、以基层医疗卫生机构为基础、以医院为依托、以社会及其他相关部门为支撑的防控机制。重大传染病和新发传染病的防控，要继续完善联防联控和群防群控机制。加强各部门的职责分工，明确各级疾病预防控制中心功能定位，强化落实医疗机构传染病防治责任，提升基层医疗卫生机构公共卫生服务水平，接受疾病预防控制部门对传染病防控的业务指导和监督。加强公共卫生机构和医疗机构的融合发展，鼓励人员双向流动，以有效应对各类传染病的挑战。

（五）加强人才队伍建设

加强人才培养，建设高水平公共卫生学院，加强高校公共卫生学院与疾病预防控制中心等专业公共卫生机构的合作，实施高层次公共卫生人才培养项目。完善人才使用与评价体系，健全符合公共卫生特点的人才评价机制，改革职称评审标准，淡化对论文、科研的要求，主要评价岗位职责履行情况，优化省、市、县三级疾病预防控制中心高级岗位比例。针对高层次卫生人才的引进，制定专门且详细的评价标准、考核标准和有吸引力的薪酬标准。加强综合医疗机构和基层医疗卫生机构医务人员传染病防控的培训与演练，努力提高其传染病防控的能力和水平。

（六）稳定防控经费投入

持续稳定的财政投入是提高传染病防控能力、培养公共卫生人才、保证防控工作开展的重要保障。各级财政应足额安排疾病预防控制中心的基本建设、设备购置、人员经费、公用经费和业务经费等支出，并给予医疗机构承担预防控制任务的专项补助，完善公共卫生服务项目经费财政补助稳步增长机制。设立公共卫生人才队伍建设专项资金，保障公共卫生人员培养培训的经费需求。加强重大传染病防控经费保障，支持开展全国性或跨区域的重大传染病防控。

（秦宸媛）

第二章 重大传染病防控策略与措施

第一节 概 述

一、重大传染病防控策略

制定传染病预防策略，需要综合考虑疾病的特点、危害和影响因素、可利用的资源等因素。传染病防治应该以预防为主，防治结合、分类管理、依靠科学、全社会参与。传染病预防通常包括全人群策略或者高危人群策略。全人群策略是以整个人群为对象，采取预防措施，旨在降低整个人群对传染病危险因素的暴露水平，如儿童常规预防接种。高危人群策略是将有限的卫生资源进行再次分配，用于重点人群，更符合成本效益原则，如重点人群预防接种。为提高工作效率，充分利用卫生资源，多数情况下采取双向策略，即针对全人群的普遍预防和针对高危人群的重点预防相结合。

二、重大传染病防控措施

传染病的预防与控制措施主要包括传染病监测、消除或减少传染来源的传播作用、切断传播、保护易感人群。

（一）传染病监测

传染病监测是公共卫生监测的一种，主要是对传染病的发生、流行及影响因素等进行监测。传染病监测是预防和控制传染病的重要举措，世界各国根据自己的情况确定法定报告传染病的病种。WHO规定的国际监测传染病为流行性感冒、脊髓灰质炎、疟疾、流行性斑疹伤寒和回归热等。各国规定的法定报告传染病病种有所不同，中国法定报告传染病为3类41种。

（二）针对传染来源的措施

针对传染来源的措施主要目的在于消除或减少其传播病原体的作用，遏制传染病的流行，包括对患者、病原体携带者、接触者及动物传染来源的措施。

1. 对患者的措施

主要是早发现、早诊断、早报告、早隔离、早治疗。早发现和早诊断使患者能够及时接受治疗，控制传染来源，从而阻断疾病传播。及时准确报告传染病可为疫情的研判，以及进一步制定传染病的防控策略与措施提供科学依据。将传染病患者与周围易感者分隔开来，有助于减少或消除病原体的扩散。早治疗则有利于减弱其作为传染来源的作用，防止传染病在人群中的传播和蔓延。

2．对病原体携带者的措施

对某些传染病的病原体携带者可予以隔离治疗，或在一定程度上限制某些传染病病原体携带者的职业和行为。例如，艾滋病患者和HBV携带者严禁献血。

3．对接触者的措施

凡与传染来源有过密切接触并可能受感染者应在指定场所进行留验、医学观察和采取其他必要的预防措施。

4．动物传染来源的措施

可根据感染动物对人类的危害程度和经济价值，采取隔离治疗、捕杀、焚烧、深埋等处理。

（三）针对传播方式的措施

针对传播方式的措施主要是针对传染来源污染的环境或物品，采取有效的措施消除或杀灭病原体。对于不同传播方式的传染病，可采取不同的防控措施。例如，对于通过粪口传播的肠道传染病，应对患者的排泄物、污水、垃圾、被污染的物品和周围环境等进行消毒处理；对通过空气传播的呼吸道传染病，可采用通风、空气消毒和个人防护（如戴口罩）等措施；艾滋病通过性接触和血液传播，应采取安全性行为（如使用安全套），杜绝吸毒和共用注射器，加强血液及其制品安全；虫媒传染病的重要控制措施是控制虫媒密度和个人防护。

（四）针对易感人群的措施

1．预防接种

包括主动免疫和被动免疫，这是控制和消灭传染病的重要措施。即在传染病流行前，通过预防接种提高个体的免疫力，提高人群的免疫水平，预防相应的传染病。

2．药物预防

在某些传染病流行期间，可以给高风险的易感人群采取药物预防措施。例如，在疟疾流行期间给易感者服用抗疟药。药物预防在某些特殊情况下可作为一种应急措施，但其局限性在于作用时间短、效果不巩固，且容易产生耐药性。

3．个人防护

在传染病流行期间，易感者的防护措施对预防感染有着重要的作用。如使用安全套可以有效地预防性传播疾病（如艾滋病）的传播；在呼吸道传染病流行的季节，应尽量避免到人群密集的场所，保持室内通风，与患者接触时佩戴口罩等。接触传染病患者的医护人员和实验室工作人员更应严格遵守操作规则，配置和使用必要的个人防护用品，如口罩、手套、鞋套、防护服等。

第二节　急性呼吸道传染病的防控策略与措施

急性呼吸道传染病全年均可发病，冬季较多。预防和

控制呼吸道传染病的总原则是要尽快确认并及时治疗感染者
（控制传染来源）、尽量减少与感染者接触（切段传播）和保
护易感人群。WHO发布的《易于流行和大流行的急性呼吸道
感染的防控指南》对于确诊或疑似急性呼吸道传染病患者的
早期识别诊断，以及感染防控措施进行了详细说明（图2-1）。

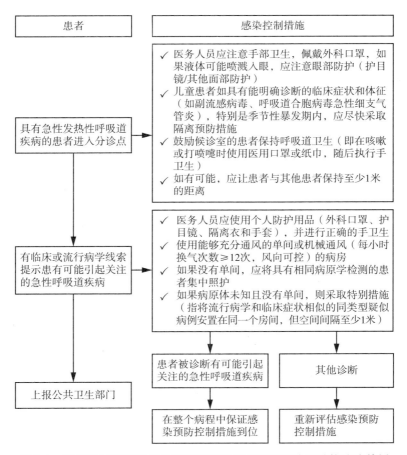

图2-1　对于确诊或疑似急性呼吸道传染病患者的感染防控措施决策树

一、控制传染来源

急性呼吸道传染病的传染来源主要是患者和病原体携带者。因此，早发现、早诊断、早隔离、早治疗能够使急性呼吸道传染病的防控工作事半功倍。需要对患者和病原体携带者的密切接触者追踪观察，必要时可进行预防性治疗。

二、切断传播

急性呼吸道传染病主要经空气和接触传播。阻断传播的具体措施有以下几个方面。

（一）环境和工程学控制措施

足够的环境通风（每小时换气次数≥12次），降低空气中传染性气溶胶，与患者间隔距离＞1米。对于通过接触传播的传染性病原体，清洁和消毒被污染的物品及其表面是重要的环境控制措施。同时，还应注意手卫生，使用皂液及流动水，或手消毒剂、消毒湿纸巾等消毒双手。

（二）个人防护装置

上述措施虽然降低了暴露于病原体的风险，但没有彻底消除传播的风险。个人防护装置（如医用防护口罩、外科口罩、手套、隔离衣、防护服、护目镜、面罩）应在其他预防控制策略的前提下依照感染控制指南合理应用。有效的个人防护装置取决于有足够的物资常规供应、人员培训充分、手卫生操作合理及人们采取正确的行为。值得注意的是，个人防护装置旨在为使用者提供防护，但也不应该增加其他人或环境的风险。此外，个人防护装置资源可能有限，应该避免在不必要的情况下使用个人防护装置。

三、保护易感人群

预防接种是保护高风险的易感人群发生急性呼吸道传染病的重要技术手段。人类实施免疫预防已经成功地消灭了天花，基本消灭了脊髓灰质炎，有效地控制了麻疹、白喉和百日咳等诸多疫苗可预防传染病。目前可预防急性呼吸道感染性疾病的疫苗包括肺炎链球菌疫苗、流感嗜血杆菌疫苗、百白破疫苗、流感疫苗等。经国内外多年实践证明，百白破疫苗对百日咳、白喉有良好的预防作用。流感疫苗能够有效预防流感的发生和流行，特别是在高危人群中使用效果更加明显。

第三节　食源性和水源性传染病的防控策略与措施

食源性和水源性传染病是一类经食物或水传播的疾病，包括许多肠道传染病和某些寄生虫病，如痢疾、伤寒、霍乱、甲型肝炎、肝吸虫、管圆线虫等。

当食物本身含有病原体，或食品在生产、加工、运输、储存或销售的某一环节受到病原体污染时，可引起食源性传染病的传播。经食物传播的传染病通常具有以下流行病学特征：①患者有进食相同食物史，未进食者不发病。②一次大量污染可致暴发。③停止供应污染食物后，暴发或流行可平息。④若食物多次被污染，暴发和流行可持续较长时间。

饮用水被病原体污染或接触疫水均可能造成水源性传染病的传播。经饮用水传播的传染病通常具有以下流行病学特征：①病例分布与供水范围一致，有饮用同一水源史。②除哺乳婴儿外，无年龄、性别、职业差别。③若水源经常受到污染，病例可终年不断。④停用污染水源或采取消毒净化措施后，暴发或流行即可平息。

经疫水接触传播的传染病通常是由人们接触疫水时，病原体经过皮肤、黏膜侵入机体导致的传染病，如血吸虫病、钩端螺旋体病等，其流行病学特征包括：①患者有接触疫水史。②发病有地区、季节和职业分布差异。③大量易感者进入疫区，可引起暴发和流行。④加强个人防护和对疫水采取措施对控制疾病传播有效。

尽管随着社会、经济的不断发展，食源性和水源性传染病在世界范围内的预防和控制取得了令人瞩目的进展，但它们仍是公共卫生工作面临的巨大挑战之一。食源性和水源性传染病的防控主要包括以下几个方面。

一、经常性预防措施

采取经常性预防措施是预防和控制经食物或水传播的传染病暴发或流行的重要策略。

针对食源性传染病的经常性预防措施主要包括：①做好食品的安全卫生与指导工作，加强食品加工、销售、餐饮等行业的健康状况监测。②做好公共区域（如餐饮服务场所、医疗机构、学校等人员集中区域）的卫生保障和监管工作。③加强人群健康教育，促进采用合适的卫生行为，如肥皂洗手、食品的安全制备和储存等，提高群众的自我保健意识。④建立健全各级防病领导机构和各级医院的腹泻肠道门诊，一旦发现病例，及时做到"五早一就"，即早发现、早诊断、早隔离、早治疗、早报告和就地处理。⑤对于密切接触者进行粪便检查，必要时可进行预防性用药。

针对水源性传染病的经常性预防措施主要有：①加强群众健康教育，提高饮水卫生意识，养成良好的饮水习惯。②因地制宜，采取有效措施，解决饮水和用水问题，切实做好"三管一灭"工作，即管理水源、管理粪便、管理饮食和消灭苍蝇。

此外，还应坚持食源性和水源性传染病的疫情监测工作，掌握疫情动向。随着国际交流日益频繁，重视和加强国境卫生检验检疫工作对防止病例的输入非常重要。

二、发生疫情时的应急控制

接到疫情报告后，应按照有关规定及时响应、认真处理，防止疫情扩散。首先，要核实诊断，确定疫点或疫区的范围，根据传染病的特点，隔离患者和密切接触者，并及时对患者进行规范治疗。其次，立即停止被污染的水源或食物供应，加强饮食、饮水和粪便管理，并对疫点、疫区和可疑污染区进行消毒，清除垃圾污物，改善环境卫生。最后，要登记和管理患者、接触者，防止疫情进一步扩散。

三、疫苗接种

对于一些已研制出有效疫苗的食源性或水源性传染病，在地方性流行区将疫苗接种作为长期控制规划的一部分，或者在重点人群中（如餐饮服务人员）加强疫苗（如霍乱疫苗、伤寒疫苗、甲型肝炎疫苗、戊型肝炎疫苗）接种，对有效地预防和控制这些疾病至关重要，而对于那些尚未研制出有效疫苗的传染病，切实采取上述其他的防控措施非常重要。

第四节　性传播疾病的防控策略与措施

性传播疾病（sexually transmitted disease，STD）是指以性行为（包括口交及肛交）为传播方式的一组传染病。一些STD还能够在妊娠和分娩期间，以及通过受感染的血液或血液制品传播。最常见的STD是滴虫病、衣原体病、淋病和梅毒，以及由HIV、生殖器单纯疱疹病毒、HBV、人乳头瘤病毒（human papilloma virus，HPV）等引起的感染。STD对身体和心理健康有深远的影响，甚至还与污名、家庭暴力有关，并影响生活质量。STD的防治策略与其他传染病一样，需要控制传染来源、切断传播和保护易感人群，并且同时需要针对这三个环节的社会经济和环境因素加强防治。STD患者是STD的唯一传染来源，性接触（异性或同性间性接触）和母婴传播是最主要的传播方式，所有人都是STD的易感人群，但性活跃人群、多性伴人群和具有其他不安全性行为人群是STD的高危人群或脆弱人群。影响STD发生、传播和流行的因素较多，因此，STD的防控工作也是一项艰巨和复杂的工作。我国《性病防治管理办法》指出，我国对STD防治实行预防为主、防治结合、综合治理的方针。STD的防治主要包含两个层次的内容：一级预防和二级预防。

一、一级预防

一级预防又称初级预防，可保护健康人免受传染，其具体内容包括：①关于性健康、生殖健康及HIV预防的全面教育和预防性知识普及，提高人群的STD防范意识。②减少性伴，正确和坚持使用安全套，避免高危性行为的发生；在发生高危性行为后应及时就诊，排除其他STD，部分STD间有相互促进发展的关系。③避免与不明来源的血液、唾液等各种分泌物接触，保护自身安全。④禁止静脉药瘾者共用注射器、针头。⑤确保安全的血液供应，防止医源性感染，严格执行消毒制度。

STD疫苗目前大多数尚处于研发和临床试验阶段，目前只有针对HPV感染的多种预防性疫苗可以商品化提供。虽然全球许多国家已经将HPV疫苗接种纳入国家免疫接种项目或规划中，但我国尚未纳入。目前我国有多种HPV疫苗（主要是四价和九价疫苗）可供选择，但在一定程度上尚不能满足接种的需求，人群接种的覆盖面还相对较低。在STD疫苗不能满足STD防治需求的情况下，我国目前仍主要通过上述措施来实现STD的一级预防。

二、二级预防

行为干预是STD一级预防的重要手段。当STD一级预防难以实现时，生物医学干预（早期发现、及时诊断、规范治疗和加强随访等措施）等二级预防措施则显得尤为重要。STD的二级预防主要包括对STD患者及可疑患者进行追访，早期发现、及时诊断和规范治疗，加强随访，以免疾病发展到晚期出现严重的并发症和后遗症，并防止传染给周围健康人形成二代传染。STD患者要及时就诊，并接受规范治疗，同时要对性伴进行追踪，双方同治。此外，性病患者在治愈前应禁止性生活，以防止疾病进一步传染扩散。STD的治疗总原则是坚持早期治疗、规律治疗、个体化治疗，性伴双方共同治疗，定期随访，治疗期间避免性行为。

第五节　虫媒传染病的防控策略与措施

　　虫媒传染病是以节肢动物为传播媒介的一类传染病，由昆虫等节肢动物主要通过吸血叮咬而感染发病，如伊蚊传播登革热、黄热病，按蚊传播疟疾、丝虫病，库蚊传播流行性乙型脑炎，虱传播流行性回归热，蜱传播森林脑炎等。虫媒传染病大多是自然疫源性疾病，分布广，危害大。全球80%的人口处于一种或多种虫媒传染病的风险，17%的全球传染病负担是由虫媒传染病造成的，每年有超过70万人死于虫媒传染病。作为传染病的重要组成部分，虫媒传染病的总体风险和负担引起了全球广泛关注，构成了严重的公共卫生挑战。虫媒传染病的防控与其他传染病一样，在于控制传染来源和切段传播，并通过多种措施改善和提高人群免疫力，保护易感人群。但对于大多数虫媒传染病，其防控重点在于对媒介生物进行防控，从而切断传播。

一、控制传染来源

　　虫媒传染病的传染来源主要包括宿主动物、患者和病原体携带者，是传染病发生流行、暴发的隐患，故应采取措施加以管理，以防造成新的感染。

（一）加强疫情和媒介生物的监测

监测媒介生物的消长情况是做好虫媒传染病防控工作的重要前提。应当建立健全媒介生物的消长情况监测系统，一旦发现疫情或出现危险虫情警戒线，应及时向有关部门报告，必要时采取应急措施。

（二）患者的管理

早期发现和诊断患者是尽快采取措施控制疫情和尽快隔离治疗患者的前提。任何单位或个人发现虫媒传染病都应及时向卫生防疫部门或其他相关机构报告，报告应及时、全面、准确，以便尽早开展流行病学调查，查明传染来源及传播的媒介生物，有针对性地消除传播媒介，尽早切断传播，控制疫情扩散与蔓延，及时采取有效措施救治患者，避免死亡。

（三）疫源动物的管理

许多哺乳动物、禽类对虫媒病原体易感，除个别外，大多动物本身不"发病"，但病原体能在动物体内增殖，产生较高的病毒血症，可作为病原体的储存宿主，是主要的传染来源。针对野生或半野生疫源动物的管理较难，工作重心主要在于控制或消除传播媒介，以切断传播。而针对家养动物，则可用圈养、改善管理条件、免疫接种或药物预防等科学管理法结合消除传播媒介，就能取得较好的效果。

（四）加强检疫

检疫是指对接触者，即接触过患者、受染人员、感染动物或污染环境并有可能受到感染的人采取的管理措施，包括医学观察、留验和集体检验等方式，其目的在于早期发现患者，给予相应处置。

二、防控传染病媒介生物

（一）从"媒介生物综合治理"策略到"媒介生物可持续控制"策略

1. 媒介生物综合治理（integrated vector management，IVM）

1978年，陆宝麟提出了蚊虫综合防治的定义："从蚊虫和环境的整体观点出发，标本兼治，以治本为主，并根据安全、有效、经济和简便的原则，因地制宜和因时制宜地合理采用环境的、化学的、生物的、物理的及其他手段，消灭蚊虫或把蚊虫种群控制在不足为害的水平，以达到保护人、畜健康和促进生产的目的。"1983年，WHO专家委员会提出IVM的定义："应用所有适当的技术和管理方法，以经济合算的方法，取得有效的媒介生物控制。"

2. 媒介生物可持续控制（sustainable vector management，SVM）

2004年，为适应中国卫生城市、健康城市建设，以及满足虫媒传染病防治"双重风险和负担"的需求，刘起勇研究员在IVM的基础上，提出了媒介生物可持续控制（SVM/sustainable vector control，SVC）的创新理念和策略。该策略的内涵是"基于健康、经济及生态环境综合效益，开展及时、有效的媒介生物监测，对媒介生物及相关疾病做出切实的风险评估和控制规划，综合、有序地选择生态友好的控制技术和措施，始终实施监测指导下的媒介生物综合控制和管理，开展多部门合作及全民参与的协调行动，将媒介生物长期控制在不足为害的水平"。

（二）WHO"全球媒介生物控制对策2017—2030"

2017年，第70届世界卫生大会颁布了WHO"全球病媒控制对策2017—2030"，为虫媒传染病的防控提供了解决路径与创新工具。该对策通过两大核心要素（强化媒介生物控制能力、加强基础和应用研究及创新）、四大行动支柱（加强部门间和部门内的行动与合作、社区的参与和动员、强化媒介生物监测和监控及干预措施的评估、提升和整合工具与方法），通过适合当地情况的有效和可持续的媒介生物控制，最终减轻人类遭受虫媒传染病的负担和威胁（图2-2）。

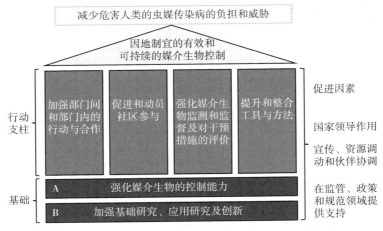

图2-2　WHO"全球媒介生物控制对策2017—2030"

三、提高群体免疫力

（一）免疫接种

有计划地进行预防接种是提高群体抗病能力、控制和消灭虫媒传染病发生和流行的重要措施。根据接种的时机，可将免疫接种分为三类：计划免疫、应急接种、暴露后接种。虫媒传染病的免疫接种主要属于应急接种，即对进入疫区的人员或传染病流行前紧急接种生物制剂，借助产生的免疫力以抵御病原体的侵袭。目前国内研制成功并在人群中应用的虫媒传染病疫苗有流行性乙型脑炎疫苗、森林脑炎疫苗、黄热病疫苗、流行性斑疹伤寒疫苗和鼠疫疫苗等。中国于2007年将流行性乙型脑炎疫苗纳入扩大免疫规划管理，流行性乙型脑炎在中国目前已经得到有效控制。

（二）药物预防

药物预防又称预防服药，即给对传染病易感的人群服药，防止传染病在该人群中发生和传播，是一种控制传染病流行的应急措施。例如，进入疫区执行任务时，可肌内注射链霉素或口服磺胺嘧啶等预防鼠疫；进入疫区被蜱叮咬后，可口服多西环素预防蜱传回归热；流行季节进入疫区或野外工作时，可服用多西环素预防恙虫病等。

药物预防实施简便、见效较快。但药物预防是一种非特异性预防措施，预防效果持续时间较短，需多次重复给药，将增加经济负担，且极易产生耐药菌株。此外，药物预防对多数病毒性传染病无效。因此，药物预防在实际应用上受到一定的限制。

（邓　洁）

第三章　重大传染病风险管理理论与方法

重大传染病疫情是指在短时间内发生、波及范围相对较广的传染病疫情，具有群体性、突发性、严重性等特点。风险（risk）的基本含义是事件发生和遭受损失的不确定性，是指某种不利事件发生的可能性或某种事件预期后果估计中较为不利的一面。在现实生活中，受各种不确定因素的影响，人们的活动存在各种各样的风险，如各种自然灾难、意外事故、疾病、死亡等。总体而言，风险具有客观性、不确定性、可测定性、损益性、相对性和可变性等特点，风险一旦发生，会给个人、家庭、社会带来损失，然而风险发生的时间、对象及其严重程度均不确定。因此，开展重大传染病风险管理，提高应急管理能力对维护人民生命健康、保障国家安全、维持社会经济稳定具有重要意义。

第一节　风险管理理论和流程

风险管理（risk management）是一项系统性、专业性、科学性和综合性很强的工作，是传染病防控实现"预防为主、关口前移"的重要基础，也是一种科学的管理手段，有利于增强传染病防控工作的预见性、针对性和科学性。从重大传染病暴发之前的"风险"入手，科学分析重大传染病暴发的形成与演变机制，对潜在的重大传染病风险进行动态监测、风险评估和预警管理，推动重大传染病管理从以"事后处置"为主向"全周期管理"范式转变。

一、风险管理理论

1. 风险理论

风险理论反映了风险的基本内涵和特征，为风险管理提供了基本的概念框架。"风险"一词来源于古意大利语"riscare"，最早于19世纪末应用在西方经济领域中，目前已经广泛应用于经济学、医学、社会学、工程科学、环境科学、灾害学等领域中。但由于不同的专业学科及应用背景，目前还没有一个被各个学科都接受的风险定义，学术界对风险的定义仍未统一。例如，在韦伯字典中，风险被定义为"面临的伤害或损失的可能性"；经济学界将风险定义为"灾害或可能的损失"；保险学界将风险定义为"损失的可能性"；灾害学界将风险定义为"灾害所导致损失的不确定性"。不论定义如何，目前普遍认为风险包括三个基本要素，即不利事件、不利事件发生的概率和不利事件所导致的损失。其中，损失包括有形的客观损失（如人员患病与伤亡、经济损失、环境影响等）和无形的不利损失（如对人群的心理影响、国际和声誉影响、社会影响和政治影响等）。

风险的特征主要包括：①客观性。指风险事件是否发生、何时何地发生、发生之后的后果等，不以人的主观意志为转移。②不确定性。指风险事件带来的各种可能后果及其概率大小难以被完全准确地预知。③可测定性。指风险虽然具有不确定性，但可以从统计规律上对风险发生的频率和损益的幅度进行描述，运用概率论、数理统计等工具加以量化。④损益性。指风险在特定自然社会环境下，导致的后果或为损失或为收益，损失与收益是一对矛盾主体。⑤相对性。指同一风险发生的频率及其导致的后果对于不同的活动主体、不同时期的同一活动主体都是不同的。⑥可变性。指随着环境改变与社会发展，风险的种类、性质和风险的损失程度都会发生改变。

总之，从全健康（One Health）的理念角度，人类与环境处于一种均衡状态，整个星球是人类、自然、经济、文化、安全等多个均衡系统的一个集成体系，而风险可能会导致这种均衡状态被破坏，对各方面造成不利影响。

2. 数据推断理论

常用基本原理和理论包括大数定律、统计推断原理和惯性原理。大数定律是指用来阐述大量随机现象平均结果稳定性的一系列定理的统称，风险管理利用大数据定律中必然性与偶然性之间的辩证关系规律来评估风险事件发生概率和损失大小，从而辅助重大传染病管理决策。根据有限的样本信息，利用统计推断原理来推断总体的情况与特征，并根据惯性原理通过对历史资料进行分析，预测未来可能发生的风险与损失。

3. 风险分级理论

风险分级理论是在风险识别基础上，运用概率论和数理统计的方法对某一特定重大传染病风险发生的概率和疾病流行后可能造成损失的严重程度进行定量分析，估算损失发生的概率和损失大小；根据脆弱性及风险承受能力，对风险的相对重要性及缓急程度进行排序或计算风险得分分级；依据不同风险分级情况采取针对性管理措施。

4. 灰色系统理论

灰色系统理论是研究、解决信息部分已知、部分未知的系统（被称为灰色系统）分析、建模、预测和控制的理论，提供了贫信息下解决系统问题的路径。灰色系统理论主要研究的是贫信息建模，其风险信息常常是不完全确知的。例如，新发传染病暴发早期，对于导致这一新发传染病的病原体、潜伏期、传播力、基本再生数、重症率、死亡率等关键信息通常是十分不足的，为贫信息状态，但需要快速决策，处置疫情。因此，灰色系统理论也常常被用于传染病风险评估与管理中。

灰色系统理论基本步骤是，首先用累加生成法和累减生成法对原始数据进行处理，然后根据生成数建立［GM（n，

h）〕灰色模型，在对确定的模型进行残差检验法、后验差检验法或关联度检验法进行精度检验。当精度符合要求时，可用〔GM（n，h）〕灰色模型进行风险分析。对于风险评估而言，基于灰色系统理论进行风险评估的方法简称灰评估，根据评估目的及要求的不同，大体可分为灰关联模式评估、灰色统计评估、灰色局势评估、灰色聚类评估及多维灰色综合评估等。

二、风险管理流程

根据风险的生命周期，可将风险管理分为计划准备、风险识别、风险分析、风险评价和风险处置等基本环节，这些环节循环往复，从而形成完整的、连续的、动态的风险管理流程（图3-1）。

第二节 重大传染病风险评估方法

重大传染病风险评估方法种类很多，具体选取何种方法开展风险评估需要结合风险管理过程的背景及可使用的风险评估技术来综合考虑。对于不同类型的重大传染病，其病原体特征各异、传播方式不同、风险差异较大，因此，风险评估通常涉及多学科方法的综合应用。

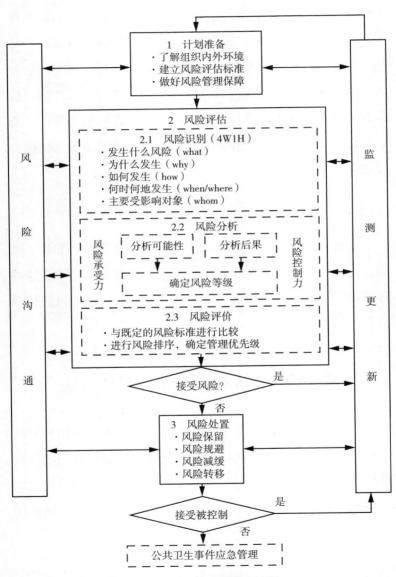

图3-1 风险管理的基本流程

一、分类

按照评估的基础，重大传染病风险评估方法可分为知识驱动的分析方法、模型驱动的分析方法、知识与模型双驱动的分析方法三类。

1. 知识驱动的分析方法

主要依靠知识和经验进行分析，通过特定途径收集重大传染病相关信息，识别存在风险，定性或定量分析风险的可能性，并对该风险造成的影响和危害程度进行评估，提出相应的结论和建议。

2. 模型驱动的分析方法

采用数学模型等方法，对风险识别、分析和评估等环节进行系统分析。通过借鉴和论证、调整系统参数，建立和运行风险评估模型，测量出风险等级，从而提出相应的防控措施和建议。

3. 知识与模型双驱动的分析方法

综合知识、经验分析与数学模型等方法，组合分析方法，充分发挥不同方法的优点，通过知识与模型双驱动分析，充分识别重大传染病相关风险，量化分析风险发生的可能性，并对该风险造成的影响和危害程度进行全面综合评估，提出相应的防控对策和建议。随着大数据、人工智能、知识图谱等技术的发展，知识与模型双驱动的分析方法得以逐渐丰富与完善。

二、常见风险评估方法

1. 专家会商法

专家会商法是指通过专家集体讨论的形式进行风险评估，其主要步骤是组成专家小组、风险评估内容及相关信息介绍、专家讨论、根据会商结果撰写并提交会商纪要或评估报告。作为一种定性风险评估方法，当没有可以参考的评估框架或工具，或条件限制无法进行准确评价时，专家会商法一般是首选方法。专家会商法可用于快速评估传染病的风险，得出风险评估结果并报告。近年来，专家会商法也在不断发展，与其他定性或定量方法、模型结合来进行传染病的风险评估。

2. 德尔菲法

德尔菲（Delphi）法最初由兰德（Rand）公司开发用于技术预测，目前已经普遍被医疗等行业采用。德尔菲法使用一系列结构化的问卷调查，进行多轮专家评估，经过反复征询、归纳和修改，最后使专家们达成共识。德尔菲法常用于风险评估指标体系的构建，目前已经应用于国境口岸呼吸道传染病、自然灾害后传染病、艾滋病、国际邮轮传染病等风险评估指标体系的建立。德尔菲法还可用于传染病风险大小的估计。近年来，德尔菲法常常与风险矩阵法等其他定性或定量方法结合，使传染病的风险评估指标体系更加具有科学性。

3. 层次分析法

层次分析法是一种定性分析和定量分析相结合的多准则决策方法，应用十分广泛。它将复杂问题分为多个层次，成对比较每一层次中不同元素的重要程度，建立判断矩阵，通过计算矩阵特征根和向量得出各层元素的权重，从而根据权重进行决策。层次分析法的主要步骤为建立层次结构模型、成对比较各层次元素、构造判断矩阵、判定权重、一致性检验。层次分析法有助于量化效果评估中指标的相对重要性，使建立的效果评估指标体系更加客观可信，增加不同指标权重之间的差距，降低了过多变量导致的计算复杂性。层次分析法常与德尔菲法结合构建传染病风险或防控效果评估指标体系，由德尔菲法选定需要评价的指标，再用层次分析法定量计算各项指标的权重。近年来，也有研究将层次分析法与专家会商法、风险矩阵法等方法结合来评估传染病风险和防控效果。

4. 风险矩阵法

风险矩阵是指按照风险发生的可能性和风险发生后果的严重程度，将风险绘制在矩阵图中，展示风险及其重要性等级的风险管理工具方法，其收集的数据和评估结果可以应用在整个风险管理过程中。风险矩阵法是指由有经验的专家对确定风险因素的发生可能性和后果严重性进行量化评分，将评分结果列入二维矩阵表中进行计算，最终得出风险等级。WHO《突发公共卫生事件快速风险评估》提出了风险等级矩阵，用绿色、黄色、橙色、红色分别表示低、中、高和很高风险。风险矩阵对于整个事件当中的风险因素必须具备识别的能力，即在构建整个模型的过程当中，要通过风险实际发生的可能性（简称发生概率，设为 L）和因为风险的发生产生后果的严重程度（简称影响程度，设为 S）来进行构建，风险值 $R = L \times S$，同时把相应的量化进行处理和分析，R 越大，说明该环节中的风险越大，必须采取有效措施。

风险矩阵法是常用的风险分级方法，目前已经用于口岸输入性传染病、呼吸道传染病、洪涝灾害后传染病、虫媒传染病等的风险评估。风险矩阵法常与德尔菲法、专家会商法结合对传染病进行风险评估。2019 年，欧洲疾病预防控制中心（European Centre for Disease Prevention and Control，ECDC）发布了 *Operational Tool on Rapid Assessment Methodology*，该工具采用风险矩阵法，通过定义风险问题、收集和检验风险信息、系统收集及提取文献信息、评估证据、评估风险等 5 个主要步骤进行快速风险评估，不仅为国家或地区层面从事传染病快速风险评估的专家提供参考，还对我国应对跨境传染病风险、指导政府和公共卫生机构做好传染病防控有一定的参考价值。

5．数学或概率模型

为研究传染病的传播速度、空间范围、传播机制等问题，指导传染病的有效防控，研究者们建立了很多数学模型，常见的模型按传染病类型可分为易感者-感病者（susceptible infected，SI）模型、易感者–感病者–康复者（susceptible infected recovered，SIR）模型、易感者–感病者–康复者–易感者（susceptible infected recovered susceptible，SIRS）模型、易感者–暴露者–感病者–康复者（susceptible exposed infected recovered，SEIR）模型等，这些模型也运用于传染病如埃博拉病毒感染、新型冠状病毒感染的风险预测上。

在传染病的预测和风险评估中，马尔可夫链、蒙特卡洛模拟、贝叶斯统计和贝叶斯网络、马尔可夫链蒙特卡洛方法是几种常用的基于概率统计模型的评估方法。目前，已有许多研究将它们运用于传染病的预测和定量风险评估，其中蒙特卡洛模拟、马尔可夫链蒙特卡洛方法还可用于复杂预测模型中的参数估计。近年来，还有一些研究建立了动态传染病模型用于对传染病进行更加及时的监测和预警。

6．情景分析

情景分析是指通过假设、模拟、预测等方式对未来可能发生的各种情景，以及各种情景可能产生的影响进行分析的方法。情景分析假定未来的发展是多样化的，通过情景分析可对未来的不确定性有较为直观的认识，促使决策者考虑哪些情景可能发生（如最佳情景、最差情景、期望情景），有助于决策者提前对未来可能出现的情景进行充分准备。包括以下6个基本过程。

（1）明确目标，确定决策焦点问题。焦点问题应具备重要性和不确定性两个特点。

（2）识别关键风险因素及其不确定性。罗列、分析、比较所有风险因素，对风险来源、风险事件、风险征兆的识别和记录，依据风险的影响程度和不确定程度，对这些风险因素进行排序。

（3）建立情景框架，基于重大传染病疫情的发生、发展、演化规律，以情景内容的主体构架，"前推式"构建开发一系列情景。

（4）模拟情景。选择确定若干个情景，对每个情景的关键因素都进行分析，充分考虑情景中所有可能发生的细节，形成一系列全面、详细、合理的"故事"。对"故事"进行充分推敲，分析"故事"发生所带来的影响。

（5）"情景－应对"决策方案开发。针对不同的情景，开发合理的"情景－应对"决策方案，针对每个情景的焦点问题或应对策略进行评估，选择最优策略。"情景－应对"策略分析要点包括外部情况的变化、将要做出的决定可能产生的不同后果、利益相关方的需求及需求可能变化。当情景正在发生变化时，可以识别出一些能够反映变化的早期监测指标，以便及时做出应对反应。

（6）提出政策建议和行动方案。

近年来，有学者和专业人士通过沙盘演练等方式来实现情景分析与仿真推演，如流感大流行、未知传染病 X 大流行的情景分析等。

7．综合风险评估

综合风险评估是指组合使用多种方法、多种资源和多种监测手段对风险进行的评估。由于任何方法都具有一定局限性，组合运用不同方法有助于捕捉到风险问题的不同方面。尤其在重大新发突发传染病流行初期，信息十分有限的情况下，想更好地开展风险评估工作，将多种风险评估技术综合起来，从流行病学、临床医学、管理学、社会学、经济学、传播学等多学科视角进行综合风险评估是更优的选择。综合风险评估在实际应用过程中，还需要考虑到实际场景需求、分析人员能力等因素，选择适宜的风险分析方法。不同风险评估技术在各阶段的适用性见表3-1。

表3-1 不同风险评估技术在不同阶段的适用性

主要技术	不同阶段				
	风险识别	风险分析			风险评价
		后果	可能性	风险等级	
德尔菲技术	SA	NA	NA	NA	NA
后果/可能性矩阵（风险矩阵）	NA	A	A	SA	A
马尔可夫分析	A	A	SA	NA	NA
蒙特卡罗模拟	NA	A	A	A	SA
情景分析	SA	SA	A	A	A
蝶形图分析	A	A	A	A	A
头脑风暴	SA	A	NA	NA	NA

续　表

主要技术	不同阶段				
	风险识别	风险分析			风险评价
		后果	可能性	风险等级	
业务影响分析	A	SA	NA	NA	NA
因果图	A	A	NA	NA	NA
因果分析	A	SA	SA	A	A
检查表、分层分类法	SA	NA	NA	NA	NA
辛迪尼克方法	SA	NA	NA	NA	NA
成本-效益分析	NA	SA	NA	NA	SA
交叉影响分析	NA	NA	SA	NA	NA
决策树分析	NA	SA	SA	A	A
事件树分析	NA	SA	A	A	A
故障模式和影响分析	SA	SA	NA	NA	NA
故障模式和影响及危害性分析	SA	SA	SA	SA	SA
故障树分析	A	NA	SA	A	A
F-N图	A	SA	SA	A	SA
博弈论	A	SA	NA	NA	NA
危害和可操作性研究（HAZOP）	SA	A	NA	NA	NA
危害分析和关键控制点法（HACCP）	SA	SA	NA	NA	SA
人因可靠性分析	SA	SA	SA	SA	A
石川分析（鱼骨图）	SA	A	NA	NA	NA
保护层分析（LOPA）	A	SA	A	A	NA
多标准分析（MCA）	A	NA	NA	NA	SA
名义小组技术	SA	A	A	NA	NA

续　表

主要技术	不同阶段				
	风险识别	风险分析			风险评价
		后果	可能性	风险等级	
帕累托图	NA	A	A	A	SA
隐私影响分析/数据隐私影响评估（PIA/DPIA）	A	SA	A	A	SA
以可靠性为中心的维护	A	A	A	A	SA
风险指数	NA	SA	SA	A	SA
S曲线	NA	A	A	SA	SA
结构化或半结构化访谈	SA	NA	NA	NA	NA
结构化假设分析技术（SWIFT）	SA	SA	A	A	A
调查	SA	NA	NA	NA	NA
毒理学风险评估	SA	SA	A	SA	SA
风险价值（VaR）	NA	A	A	SA	SA

资料来源：中华人民共和国国家标准GB/T 27921—2023。

注：A，适用；SA，非常适用；NA，不适用。

第三节　重大传染病监测和预警

一、传染病监测体系

（一）传统监测

传统的监测手段以病例临床或实验室确诊信息为基础，

主要由法定传染病报告和病原体实验室监测组成，对各级医疗卫生机构被动报告的依赖程度较高。我国主要采用网络直报或直接数据交换等方式对传染病疫情信息进行报告，医疗卫生机构作为传染病监测的"吹哨人"和首诊负责制的执行者，基于互联网的国家传染病网络直报系统（National Notifiable Infectious Diseases Reporting Information System，NIDRIS）依法依规对各类法定报告传染病及时上报。目前该系统已实现了全国范围内"纵向到底、横向到边"的传染病直报。在美国，国家法定疾病监测系统（national notifiable diseases surveillance system，NNDSS）承担着对法定疾病病例信息监测的任务，目前其涵盖的卫生机构数量已多达3000个；病例的生物标本检测及结果等信息通过电子实验室报告系统进行收集。

（二）非传统监测

除传统监测，非传统监测仍然是监测体系的重要组成部分，大多的非传统监测为主动监测。非传统监测的内容主要为非特异性临床症状和传染病相关现象，主要包括症状监测、事件舆情监测，以及药物销售、学校缺课等多源数据监测。症状监测作为其中的代表之一，是指通过持续收集和分析病例被确诊前疾病症状和其他健康相关指标等数据，其目的是尽早发现疾病暴发前的异常信号。

以新型冠状病毒感染监测为例，除经由国家传染病网络直报系统进行发病与死亡监测这传统监测方式外，还包括发热门诊诊疗量监测、哨点医院监测（流感样病例占门急诊就诊人数比例、流感样病例新型冠状病毒阳性率）、病毒变异监测、污水监测、媒体监测、社区监测、床位使用情况监测等多种监测方式，以及重点人群监测，养老院、学校监测等重点场所监测。

二、重点传染病监测系统

重大传染病监测系统的构成被归类为主动和被动监测。主动监测是指公共卫生机构主动收集病例数据，被动监测通常指报告者向公共卫生机构提供数据，而不是公共卫生机构的主动行为。在主动监测系统中，公共卫生机构雇用的监测者通常与实验室或卫生保健提供者联系获取数据，并且通常会审核实验室或查询感染控制专业人员或医疗记录，以确保数据完整。随着电子系统的广泛使用和数据标准的发展，更多的报告通过电子信息系统进行自动抓取收集。电子信息系统具有更准确、更及时、资源消耗更少的优点。数据在报告现场可以进行数字化采集，并以电子方式传送给公共卫生机构。

前瞻的、主动的、基于实验室与人群的监测被认为是"金标准"。与哨点监测不同的是，基于人群的监测还捕获与基础监测人口相对应的所有病例。这些健康数据可用于评估疾病负担和病死率，计算特定发病率、监测趋势，并评估随着事件发展干预措施产生的影响，从而这些结果可以推广到具有相似的人口特征的更大区域。经过仔细收集和分析的监测数据可以用于建立公共卫生推荐标准。

三、传染病预警方法

传染病预警在突发公共卫生应急工作中发挥着极其重要的作用，其基础为预警数据源，关键核心是预警模型分析技术。近年来，为最大限度地减少传染病带来的负面影响，实现从源头上治理危害，国内外一直在探索并建立高敏感性的监测预警系统，优化预警方法和模型，以期实现预警的准确性、及时性、针对性等。根据监测数据来源和模型建立的方法不同，将传染病预警方式分为以下几类。

（一）基于医疗机构临床和实验室诊断数据的监测预警

来自临床和实验室诊断等传统监测数据是预警数据源的重要组成部分。以我国的国家传染病自动预警系统（China infectious diseases automated-alert and response system，CIDARS）为例，该系统基于上述数据建立预警模型和响应机制，当出现病例异常增多、人群聚集或单个敏感病例（如鼠疫、霍乱）等情况时可自动发出预警信号，目前已实现对41种法定报告传染病进行数据监测和预警，并在全国各级疾病预防控制中心中承担着早期发现传染病聚集性疫情的重要作用。

（二）基于症状监测的传染病预警

近年来，基于症状监测的预警因其具有实时性、快速反应性和不受临床确诊影响等优势，在国内外获得高度重视和广泛应用。症状监测数据来源广，不仅包括网络信息、药品销售记录、电话求助热线和学校缺勤记录等非临床数据，还包括患者的症状主诉、检验及影像资料等临床数据。作为传统临床和实验室诊断监测的有益补充，症状监测在新发传染病和暴发疫情发现中具有较高的敏感性，极大增强了疾病防控的能力。在2008年北京奥运会、2010年上海世博会和2023年成都世界大学生运动会都使用了基于症状监测的传染病预警，实施对大型活动期间新发突发传染病的早发现早预警。尽管症状监测预警系统存在建设成本高、技术难度大和数据难以方便快捷共享等挑战，但将会成为未来早发现早预警新发突发传染病的重要方法得到广泛的推广应用。

（三）基于时空分析的传染病监测预警

基于时空分析的传染病预警方法主要是构建时间、空间和时空模型等实现对传染病的预警。时间预警模型的基本原理是根据某特定区域内的历史监测数据设置阈值，当实际监测数据超过阈值或在特定时间内出现异常聚集情况，则按照预先设置的规则产生预警信号。常用的方法包括移动百分位数法、累积和控制图（cumulative sum control chart，cUSUM）法和指数加权移动平均（exponentially weighted moving average，EWMA）控制图法等。空间预警模型的理论依据是当出现传染病暴发或新发传染病时，病例的分布特点往往表现为短时间内激增、在特定地区内聚集，以及该地区发病水平和其他地区存在明显差异，在计算机和空间技术的推动下，地理信息系统（geographic information system，GIS）、遥感技术逐渐与传染病监测数据实现了融合应用，为快速掌握疾病的流行病学特征、追溯疾病的来源和防控提供重要帮助。在新型冠状病毒感染疫情防控这一特殊时期，基于互联网和智能手机端的移动GIS技术研发使用的"健康码"就是移动GIS应用的案例。时空预警模型的基本特征是从时间、空间和疾病特征3个方面收集传染病数据、描述传染病的时间序列和空间分布，从而实现监测预警，其优势在于可获得充分的信息并提高预警效率。我国CIDARS将移动百分位数法与空间监测模型相结合对传染病进行时空预警，不仅可以降低错误预警发生率，还可增强及时预警的能力。时空分析模型在基于传染病症状监测预警的信息系统得到了广泛应用。

第四节　重大传染病应对能力评估

各国公共卫生和安全工作的一个重要方面是展示面对重

大传染病大流行危机的经验教训，改善预防和准备机制，尽可能阻止和/或缓解一种感染全球许多人的新病毒的出现和传播。当前，全球公共卫生安全能力评估主要有两个框架：一是WHO在《国际卫生条例（2005）》框架下形成的联合外部评估（joint external evaluation，JEE）工具，供其缔约国自评；二是由美国约翰斯·霍普金斯卫生安全中心牵头，于2019年构建形成的全球卫生安全指数（global health security index assessment，GHSI）评估。GHSI可视为JEE的改良版，是迄今最综合、全面的评估框架。

一、国际法治理工具——《国际卫生条例（2005）》框架下的联合外部评估

JEE是在卫生领域的国际法框架下提出的。《国际卫生条例（2005）》是由196个缔约国签署通过的一项国际协议，2007年正式实施，旨在推动所有缔约国合作，保障全球卫生安全。《国际卫生条例（2005）》要求各缔约国对突发公共卫生事件具备监测、评估、上报和响应的能力。继2014—2016西非埃博拉病毒感染疫情和2015年韩国中东呼吸综合征疫情后，WHO认识到外部评估的重大意义，采纳了国际卫生条例评审委员会的建议，与美国和芬兰合作，将GHSA和《国际卫生条例（2005）》框架进行整合，于2016年1月形成JEE评估工具。在《国际卫生条例（2005）》的国际法框架下，JEE是对各缔约国公共卫生安全核心能力提出的最低要

求，用于评估《国际卫生条例（2005）》实施的进度。

JEE包括4个维度、19个技术领域，共有48项具体指标（图3-2）。每个指标赋1～5分：1分表示无相关能力，2分表示能力有限，3分表示已开发能力，4分表示已展示能力，5分表示可持续能力。评估指标还包含一些已有的其他相关评估，如世界动物卫生组织（World Organization for Animal Health，OIE）开发的兽医服务绩效（performance of veterinary services，PVS）。大部分JEE评估指标是公共卫生的核心能力，如疾病监测、实验室能力、充足的人力资源。然而，实践证明，只有在具备领导力、给予资源投入、确定优先项及做出具体承诺时，能力建设才能在实践中发挥作用。

作为首个自我评估工具，JEE帮助各缔约国评估其公共卫生安全准备和应对公共卫生风险的能力。JEE评估团队由

联合外部评估框架			
预防	监测	响应	其他风险和入境点
1.国家法律、政策和筹资 2.国际卫生条例协调、沟通和宣传 3.抗微生物药物耐药性 4.动物疾病 5.食品安全 6.生物安全与生物安保 7.免疫	1.国家实验室系统 2.实时监测 3.上报 4.人力资源建设	1.准备 2.应急响应操作 3.公共卫生与安全部门的联系 4.医学处置措施和人员调配 5.风险沟通	1.入境点 2.化学事件 3.放射物突发事件

图3-2　JEE评估指标体系

国际团队和国内专家组成，开展联合评估。首先，由国内专家团队自评；然后，将自评结果与独立外部评估结果进行比较。在联合评估过程中，各国政府和国内专家为评估提供支持，中国、美国、英国、澳大利亚、菲律宾、韩国、新加坡等国家政府指派技术专家参与同行评估工作。同时，联合国粮农组织（Food and Agriculture Organization，FAO）和OIE也派遣专家参与各缔约国的JEE评估，GHSA也为各缔约国评估工作提供合作与支持。此外，美国疾病预防控制中心、芬兰政府、德国政府等为不同的国家JEE评估提供经费支持。在国家层面，通过多部门利益相关者的参与，JEE成功地将具有代表性的国家部门集中到了一起，包括人和动物健康、农业、畜牧业、财政、国防、安全、环境、通信、灾难管理、交通、海关、民航、高校或研究机构，以及政治领导集团等，有效促进了国内多个部门的团队合作。JEE强调，国家法律的修订将更有助于提高《国际卫生条例（2005）》实施的效率、效果和产生有益的方式。在国际层面，JEE可促进《国际卫生条例（2005）》的实施和遵循，提高在公共卫生安全方面的透明度、相互问责和国际互信等。

二、全球公共产品——全球卫生安全指数评估

GHSI是约翰斯·霍普金斯卫生安全中心（Johns Hopkins Center for Health Security）和核威胁倡议（Nuclear Threat Initiative）共同发起的一个项目，且与经济学人智

库（Economist Intelligence Unit）联合研发完成。在JEE的基础上，GHSI对预防、监测、响应三项能力进行了调整，并增加了健康、标准和风险三项能力，使之更具有综合性。GHSI的6个维度包含34个指标、85个次级指标、140个问题（图3-3）。GHSI每个维度得分满分为100分，6个维度的权重预置值大致相等，为12.8%～19.2%，赋予权重并加总后得到GHSI总分。

GHSI评估具有以下4个特点。①它是基于JEE的拓展，而不是对JEE的否定。GHSI除强调公共卫生应急管理的三项核心能力（预防、监测、响应）外，还对健全的卫生系统、对国际规范的承诺及国家风险环境提出了要求，是一个比JEE更为广泛的评估。②在数据上，采集公开发布的数据和信息。GHSI通过收集公开发布的信息，对各国公共卫生安全进行评估，目的是鼓励各国记录和公开其准备情况。由于所有数据来自公开发布的信息，且GHSI数据库由第三方独立研究机构建立，GHSI评估可被视为公共卫生安全领域的一个全球公共产品。③GHSI的应用需要跨学科专家团队的支撑。从GHSI报告公布的专家组成员背景可以看出，GHSI试图组建一个跨学科专家组，涉及的背景知识包括流行病学、营养学、人口学、全球健康学、法学、政治科学、生物学、病毒学等，但仍然缺乏国际关系、国际政治、国际法、国家治理、信息技术等重要学科的专家。④GHSI是基于专家权重构建的分析模型。

全球健康安全指数评估框架						
公共卫生应急管理子体系			医疗服务子体系	治理子体系		
1.预防	2.监测	3.响应	4.健康	5.标准	6.风险	
1.1抗菌药物耐药性 1.2人畜共患病 1.3生物安全保障 1.4生物安全 1.5两用研究及双责任科学氛围 1.6免疫接种	2.1实验室系统 2.2实时监测和上报 2.3流行病学人力资源 2.4人、动物、环境部门数据整合	3.1应急准备和响应计划 3.2响应计划演练 3.3应急响应操作 3.4公共卫生和安全部门联动 3.5风险沟通 3.6通信基础设施的可及性 3.7贸易和旅行限制	4.1门诊、医院和基层卫生能力 4.2 MCM和人员配置 4.3卫生保健可及性 4.4PHE事中卫生技术人员交流沟通 4.5传染病控制措施和可用设备 4.6监测和审批创新MCM的能力	5.1IHR报告遵从性和灾难风险的减少 5.2PHE响应的跨境协议 5.3国际承诺 5.4JEE和PVS 5.5筹资 5.6基因生物数据和样本共享的承诺	6.1政治和安全风险 6.2社会经济韧性 6.3基础设施充足 6.4环境风险 6.5公共卫生脆弱性	
●第一阶段：准备阶段		●第二阶段：迅速应对阶段		●全球治理	●国家治理	

注：MCM，医疗对抗措施；PHE，突发公共卫生事件；IHR，国际卫生条例；PVS，兽医服务绩效。

图3-3　GHSI评估指标体系

（闫温馨）

第四章　重大传染病防控效果评估方法

第一节　概　　述

开展重大传染病防控效果评估，对改进工作，提高重大传染病疫情应急处置能力，实现人人享有卫生保健服务目标具有重要意义。积极有效做好传染病防控和突发公共卫生事件处置是公共卫生机构的重要任务。传染病类突发公共卫生事件处置评价主要考虑两个方面：一是事件的发生及其处置过程，包括卫生应急机制、预案、预警和保障等；二是防控措施的效果评价，包括新发病例出现的速率、发病率和特定干预措施效果等。在事件发生和处置过程中，评估事件报告与处置对于改进工作十分重要，有利于提高公共卫生事件应急处置能力。此外，防控措施的效果评价对于总结经验和不足，为以后的工作提供经验参考具有重要意义。本章主要介绍重大传染病防控效果评估的常用方法，以及重大传染病防控效果评估的进展与挑战。

第二节 重大传染病防控效果评估的常用方法

一、指标体系

指标法是指通过文献和法规梳理，初步形成评价指标，通过数轮专家咨询及论证形成一套完整的，结构清晰，兼具科学性和实用性的指标体系，再由相应权重计算方法得出各指标权重。指标体系的构建及后续指标权重的确定通常采用专家会商法、德尔菲法、层次分析法及熵权法等。本书第三章第三节详细介绍了专家会商法、德尔菲法及层次分析法的主要内容，本节不再赘述。此外，熵权法可用于为指标进行赋值，是通过指标观测值的差异程度对指标进行赋权的方法，属于客观赋权法。熵权法基于信息熵理论，某指标的信息量越大，则该指标的不确定性越小，其熵值便越小，随后根据各指标熵值大小来确定权重。一般来说，若某个指标的信息熵越小，表明指标值的变异程度越大，提供的信息量越多，在综合评价中所能起到的作用也越大，其权重也就越大。相反，某个指标的信息熵越大，表明指标值的变异程度越小，提供的信息量也越少，在综合评价中所起到的作用也越小，其权重也就越小。

二、模型法

在实际重大传染病防控中，可能需要对刚实施或暂未实施的防控措施进行效果评估，此时需要采用数理模型，模拟传染病在特定人群和时间中的发生与发展情况，以及对具体防控措施进行效果评估。常见的可用于传染病防控效果评估的模型可以归纳为数理统计模型、个体随机模型、传播动力学模型三大类。

（一）数理统计模型

数理统计模型是通过对大量病例数据的处理与分析，重点研究疾病或健康问题随时间变化而变化的规律，即研究疾病数量与时间或其他因素的关系，建立模型并对疾病流行趋势进行预测，同时也用于预测疾病控制措施的效果。这些模型的因变量常为疾病的发生（如发病数量、发病率、死亡数量、死亡率等），自变量通常为时间。常用的模型方法包括曲线拟合、时间序列模型、Logistic 模型、回归模型、人工神经网络模型等。除此之外，基于概率统计模型的评估方法，如马尔可夫链、蒙特卡洛模拟、贝叶斯统计和贝叶斯网络、马尔可夫链蒙特卡洛方法等，目前应用于传染病的评估。其中，蒙特卡洛模拟、马尔可夫链蒙特卡洛方法还可用于复杂预测模型中的参数估计。

数理模型的种类繁多，可选择性较大，可应用于多个场景下的疫情研判。其主要受历史统计数据的驱动，可很好地研究各类可能因素对疾病流行的影响。但该类模型也具有一定的缺点，如无法考虑疾病自然的传播和临床特征；模型中的疾病关键参数在传播机制和疾病病因方面缺乏严格的解释；对历史数据的质量要求较高，且由于依赖历史数据，在评估防控措施效果时，难以实现对不同干预措施的比较。

（二）个体随机模型

个体随机模型基于个体层面进行分析，计算过程中需要收集大量参数，且计算量庞大，这也导致它无法及时用于新发传染病的相关研究。

（三）传播动力学模型

传播动力学模型又称常微分方程模型或"仓室"模型，广泛应用于各种传染病的研究中。该模型基于传染病的自然史、临床特性、"三环节""两因素"等流行病学特征，以及病原和媒介生物学，结合微分方程等应用数学方法，以还原传染病传播过程。该模型可用于揭示疾病流行规律，预测变化和发展趋势，分析疾病流行的原因和关键因素环节，以寻求对其预防和控制的最优策略，为政策制定和实施提供理论基础和科学依据。

传播动力学模型在评估防控措施效果中，多用于非药物干预措施效果及疫苗接种效果的评估。在实际运用中，此类模型灵活性较大，预测较为可靠，计算量相对较小，能够适应新发传染病早期快速反应的需求。传播动力学模型的这些优点也使它在新型冠状病毒感染疫情期间的运用最为广泛，起到了疫情趋势研判及防控措施效果评估的作用。

第三节　重大传染病防控效果评估的进展与挑战

一、重大传染病防控效果评估的进展

重大传染病防控效果评估是疫情防控工作中的重要环节，针对不同传染病特性制订实用的评估办法在实践工作中尤为重要。目前，研究人员与实践工作者针对不同传染病疫情制定了不同的防控效果评估方法，如各种突发公共卫生事件评估量表、新型冠状病毒聚集性疫情评估指标体系等；又如基于传播动力学模型衍生的各种仓室模型：SI 模型、SIR 模型、SIRS 模型、SEIR 模型等；根据疾病特性，还可以在模型中增加潜伏期、隐性感染/显性感染、隔离等环节；增加外环境介质的模型，如蝙蝠－宿主－水－人（bats hosts reservoir people model，BHRP）模型。

这些指标体系与模型的构建为重大传染病防控效果的评估提供了科学且实用的工具。以下简要介绍突发公共卫生事件报告与处置评估量表。该量表由山东省卫生应急办于 2007 年组织专家，根据《国家突发公共卫生事件总体应急预案》《国家突发公共卫生事件总体预案》《非职业性一氧化碳中毒事件应急预案》（卫应急发〔2006〕355 号）、《国家突发公共卫生事件相关信息报告管理工作规范（试行版）》（卫应急发〔2005〕288号）等法规文件制定完成。该量表经过5次"成稿–试评估–汇总意见–再修订"，最终于全省卫生应急工作会议上征求意见后定稿。突发公共卫生事件报告与处置评估量表包含2个量表，量表一适用于包括食物中毒、职业中毒和环境因素在内的中毒类突发公共卫生事件评估；量表二适用于传染病类突发公共卫生事件评估，包括4个部分（事件报告与认定，事件处置，质量控制和综合防控措施评估）及19个评估指标（表4-1）。

表4-1　传染病类突发公共卫生事件报告与处置评估量表

评估项目	权重/%	评估指标	指标分值/分	评估内容
事件报告与认定	10	1. 报告及时性	5	接到报告与事件创建时间差≤2h
		2. 事件定级	5	严格按照《国家突发公共卫生事件应急预案》和《国家非职业性一氧化碳中毒事件应急预案》的要求对事件进行定级，做到定级明确、恰当
事件处置	60	1. 初步核实	1	对接到的相关信息立即进行初步核实
		2. 基本情况调查	1	包括与事件有关的人群、发生地概况等
		3. 传染来源调查	1	确认首发病例并进行个案调查，了解首例感染、发病情况

续 表

评估项目	权重/%	评估指标	指标分值/分	评估内容
		4. 密切接触者调查	1	根据首发病例，搜索密切接触者，调查密接者接触和发病情况，明确传播链
		5. 实验室检测	1	采集相关标本，进行实验室检测，明确实验室检测结果，或按要求及时向上级送检
		6. 患者隔离	1.5	对病例进行隔离治疗，对密切接触者进行医学观察和随访
		7. 疫情监测	1.5	开展主动搜索，动态观察疫情变化
		8. 疫点疫区处理	1	即时对疫点疫区进行消毒
		9. 健康教育	1	对事件波及人群开展相关防治知识宣传教育
质量控制	15	1. 个案关联	1	正确无误：发病数与关联个案数一致
		2. 报告格式	2	正确、完整：包含题目、报告单位、报告人、联系方式、报告时间等必备信息
		3. 初次报告	2.5	快速简洁，包括时间、地点、事件名称、基本情况、采取措施或拟采取措施等
		4. 进程报告	2	连续及时，事件进展情况、处置措施描述准确
		5. 结案报告	2.5	确认事件终止2周内完成；内容全面、完整，包含事件发生、进展、处置、结束等详细信息

续　表

评估项目	权重/%	评估指标	指标分值/分	评估内容
综合防控措施评估	15	1. 事件原因分析	3	对事件发生原因进行总结分析
		2. 措施效果评估	3	对事件处理过程中所采取的防控措施进行效果评价
		3. 防范建议	4	对今后预防此类事件的发生提出合理建议
计分方法	1. 项目得分=指标得分×权重			
	2. 全部得分=全部项目得分相加			
	3. 质量控制项目得分=（该项实际得分/指标分8分）×权重[①]			

注：①该计算式适用于质量控制项目中，初次报告与结案报告衔接得当，时间间隔合理，事件在事件发展变化上不明显，不影响事件处置完整性，无须进程报告的，进程报告指标可不赋值，按空项处理时。

二、重大传染病防控效果评估的挑战

我国突发公共卫生事件应急体系虽已基本完善，但是否具备操作性仍需要实践证明。不同种类的传染病由于其基本流行病学特征（如传播方式、潜伏期、病程）差异巨大，面对重大传染病疫情暴发时，快速寻找或制订相应的效果评估工具方法是一项重要挑战。此外，制订对大部分传染病都行之有效的防控效果评估标准也是现阶段面临的挑战之一。有研究者在评估检测敏感性和控制时效性时，采用了潜伏期标化的方式，以对比不同传染病暴发的防控效果，这是值得借鉴的。

　　随着全球化进程加快，移民风潮和流动人口日益增长，传染病跨境传播风险也随之增加。因此，在全球化背景下，制定国际合作策略、加强国际资源和信息共享，是重大传染病防控效果评估过程中的重要挑战，对全球协作完成传染病的消除具有重要意义。

（刘　巧）

第二部分

实　　践

第五章 病毒性肝炎防控与管理

病毒性肝炎（viral hepatitis）是由不同肝炎病毒引起的以肝损害为主要特征的一组传染性疾病，具有传染性强、传播途径复杂、感染率较高、呈世界性流行的特点。根据病原体不同，病毒性肝炎主要包括甲型肝炎、乙型肝炎、丙型肝炎、丁型肝炎和戊型肝炎，分别由甲型肝炎病毒（hepatitis A virus，HAV）、乙型肝炎病毒（HBV）、丙型肝炎病毒（hepatitis C virus，HCV）、丁型肝炎病毒（hepatitis D virus，HDV）和戊型肝炎病毒（hepatitis E virus，HEV）感染所致。

掌握病毒性肝炎的流行规律，采取有效的防控与管理措施，遏制病毒性肝炎的世界性流行，消除病毒性肝炎所致公共卫生威胁，是实现联合国可持续发展目标的任务之一。病毒性肝炎按照传播方式的不同，主要分为两大类。第一类为经肠道传播的病毒性肝炎，主要经食物传播、经水传播和经日常生活接触传播，其发病具有一定季节性，可以引起暴发或流行，感染通常为急性，具有自限性。这类主要包括甲型肝炎和戊型肝炎。第二类为经肠道外传播的病毒性肝炎，主要经血液传播、母婴传播（又称垂直传播）和性接触传播等方式，其发病通常没有季节性，感染后导致急性病毒性肝炎，易转为慢性肝炎，可导致肝硬化和肝细胞癌。这类主要包括乙型肝炎、丙型肝炎和丁型肝炎。尤其是慢性乙型肝炎和丙型肝炎，可导致肝硬化和肝细胞癌，占所有病毒性肝炎死亡率的96%。

2016年，WHO通过了第一个全球病毒性肝炎战略"2030年消除病毒性肝炎作为全球公共卫生危害"，并发布了《2016—2021年全球卫生部门病毒性肝炎战略》。WHO在2022年又发布了《艾滋病病毒、病毒性肝炎和性传播感染2022—2030年全球卫生部门战略》，以加速"2030年消除病毒性肝炎作为全球公共卫生危害"这一宏伟目标的实现。据估计，全球有3.25亿人患有乙肝和/或丙肝，对大多数人来说，检测和治疗仍然遥不可及。由于乙肝和丙肝导致数亿人患有慢性病，并且是肝硬化、癌症和病毒性肝炎引发死亡的最常见病因。因此，在2022年WHO发布的全球新战略中，病毒性肝炎主要关注的是乙型病毒性肝炎和丙型病毒性肝炎。结合当前全球防控战略所关注的重点，本章主要以乙型病毒性肝炎的防控与管理为例进行介绍。

第一节　疾病分布和负担

HBV感染呈世界性流行。根据WHO报道，全球约有20亿人曾经感染或正在感染HBV，2019年一般人群HBsAg流行率为3.8%，新发HBV感染者150万例，慢性感染者

2.96亿例，死于HBV感染所致的肝衰竭、肝硬化或肝癌等相关疾病者82万例。其中，西太平洋地区为中度流行区域，2019年一般人群HBsAg流行率为5.9%，约有14万例新发HBV感染者，1.16亿例慢性感染者，47万例死于HBV感染相关并发症。

中国2014年开展的全球乙肝流行病学调查结果显示，1～29岁人群的HBsAg流行率为2.94%，其中5岁以下儿童HBsAg流行率为0.32%。根据Polaris国际流行病学合作组织估算，2016年中国一般人群HBsAg流行率为6.1%，其中慢性HBV感染者为8600万例。2023年一项覆盖2.31亿人的系统综述与荟萃分析研究发现，近50年间（1973—2021年），一般人群HBsAg血清流行率从1973—1984年的9.6%（95%CI：8.4%～10.9%）下降到2021年的3.0%（95%CI：2.1%～3.9%）。其中，5岁以下儿童HBsAg流行率的下降趋势比成年人群更为明显，然而60岁及以上人群的HBsAg流行率有所增加。

第二节 风险评估

一、传播风险评估

HBV主要经母婴、血液和性接触方式传播。在我国，以母婴传播为主，占新发感染的40%～50%，大多发生在围生期。研究发现，母亲体内HBV DNA水平与新生儿感染HBV风险密切相关，HBV DNA水平越高，母婴传播的风险越大，新生儿感染HBV的可能性越高。

成年人群主要是经血液和性接触传播，如输注未经过严格筛查和检测的血液及血制品、不规范的有创操作（例如手术、注射及口腔科诊疗操作等）、不规范的血液净化和无防护的性行为等。此外，HBV也可以经破损的皮肤或黏膜传播，如职业暴露、纹身、扎耳洞、共用剃须刀和牙具等。成人如有上述不安全行为，感染疾病的风险增高。

HBV不经过呼吸道和消化道传播。因此，日常工作、学习或生活接触，如在同一办公室工作、握手、拥抱、同住一宿舍、共用餐厅或厕所等无血液暴露的接触，不会传播HBV。

二、预后风险评估

1. 慢性化风险评估

HBV感染的自然史及预后主要取决于病毒和宿主的相互作用。其中，感染HBV时的年龄是影响慢性化的最主要因素之一。研究发现，1岁及以下婴幼儿感染HBV后的慢性化风险为90%，而成人感染HBV后慢性化风险＜5%。

2. 肝硬化风险评估

慢性乙型肝炎患者如果不进行抗病毒治疗，其肝硬化年发生率为2%～10%。主要危险因素包括年龄较大、男性、谷丙转氨酶水平持续升高，病毒载量高、合并 HCV、HDV 或 HIV 感染，以及合并其他肝损伤的不良行为因素（如嗜酒）或身体状态（如肥胖）等。如果肝硬化失代偿，患者的 5 年生存率为 14% ～ 35%。

3．肝癌风险评估

肝细胞癌是全球癌症相关死亡的第三大原因。及早识别高风险人群，早筛、早诊、早治是提高肝细胞癌生存率的关键措施之一。研究显示，非肝硬化 HBV 感染者，肝细胞癌年发生率为 0.2% ～ 1.0%。肝硬化 HBV 感染者，肝细胞癌年发生率为 3% ～ 6%。其中，年龄＞ 40 岁、男性、肝硬化、有肝细胞癌家族史、HBV 高水平复制、饮酒、吸烟、合并糖尿病、肥胖、接触黄曲霉毒素等均是肝细胞癌发病的风险因素。

慢性肝炎患者的肝细胞癌风险评估与筛查工具研发是国内外研究热点，利用肝细胞癌的风险因素构建风险预测模型并进行风险分层。例如，有学者基于全球慢性肝炎前瞻性队列构建并验证了 aMAP 评分，该评分可用于预测慢性肝病患者的肝细胞癌发生风险。aMAP 评分由年龄、性别、血小板、白蛋白和总胆红素这 5 项常见检验指标构建而成，将慢性肝炎患者的肝细胞癌发生风险综合评分范围为 0 ～ 100 分，根据评分患者可分为低风险组（0 ～ 50 分）、中风险组（50 ～ 60 分）和高风险组（60 ～ 100 分）。在此基础上，有学者利用多维纵向数据优化构建了 aMAP-2 评分与 aMAP-

2 Plus评分，提出采用aMAP-aMAP-2-aMAP-2 Plus的序贯肝癌筛查策略来指导个性化肝细胞癌监测更为可行和经济有效。例如，慢性肝病患者可先采用aMAP评分这一筛查成本最低、最简易的工具进行风险评估，使近50%的人群避免进行过于频繁的肝细胞癌筛查。再针对aMAP中定义的剩余50%中高风险人群，序贯采用aMAP-2和aMAP-2 Plus评分则有助于从中进一步筛选得到极高或超高肝细胞癌风险的患者。最后，该策略可使90%的肝细胞癌低风险患者免于频繁的肝细胞癌筛查，同时引导有限的医疗资源集中应用于剩余10%的肝细胞癌超高风险人群，为慢性肝病患者提供了肝细胞癌高风险人群的组合筛查策略。

第三节　防控策略

为了更好地实现联合国可持续发展目标中"抗击肝炎"的目标，WHO于2016年发布了《2016—2021年全球卫生部门病毒性肝炎战略》，该战略中提出了"2030年消除乙型肝炎作为公共卫生威胁"这一宏伟目标，即要求到2030年全球乙型肝炎新发感染减少90%，HBV相关死亡减少65%（与2015年相比）。其具体核心目标为全球5岁以下儿童HBsAg阳性率从2015年的1.3%降至2030年的0.1%，HBV相关死亡病例从2015年的88.7万人减少至2030年的31万人。

为了加速消除战略的全球进程，WHO于2022年发布了

《艾滋病病毒、病毒性肝炎和性传播感染2022—2030年全球卫生部门战略》，为卫生部门实施具有战略重点性质的应对措施提供指导，以实现到2030年消除的目标。以变革理论为基础（图5-1），针对病毒性肝炎，该战略的愿景、总目标、战略方向和具体目标见下文。

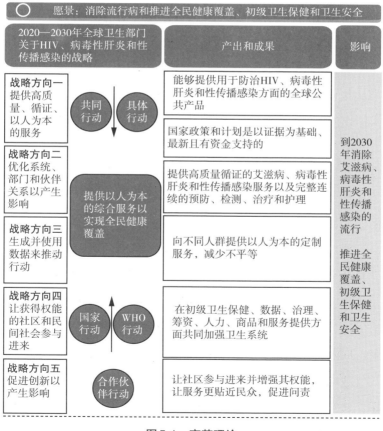

图5-1 变革理论

战略方向一为提供高质量、循证、以人为本的服务。它具体指利用循证指导和服务提供方面的创新，加速获取和利用针对病毒性肝炎的一系列高质量基本服务和其他相关卫生服务，以满足各种人群和环境中人们的特殊需求，确保不让任何人掉队。

战略方向二为优化系统、部门和伙伴关系以产生影响。它具体指采取注重系统的方法，促进与初级卫生保健、卫生治理、筹资、人力资源、商品和服务提供之间的协同作用，同时促进对健康问题的社会和结构性决定因素采取多部门对策。与包括资助者、学术和研究机构、专业团体和私营部门实体在内的合作伙伴协调一致并开展合作，以实现最大影响。

战略方向三为生成并使用数据来推动行动决策。它具体指收集、分析和使用证据和数据，并按性别、年龄和其他相关人口特征进行分类，以监测和评价进展情况，指导行动、创新和研发，并促进提高数据透明度和实行问责制。

战略方向四为让获得权能的社区和民间社会参与进来。它具体指通过让社区和民间社会，包括关键和受影响人群参与进来，并支持他们增强自我能力，在宣传、服务提供和决策方面发挥关键作用，包括确保服务符合文化背景和社区需求，同时解决污名化和歧视问题，并消除社会和结构性障碍。

战略方向五为促进创新以产生影响。它具体指与伙伴合作，协助制定和实施国家、区域和全球研究与创新议程，优先发展新技术、服务提供模式和卫生系统做法，克服主要障碍，以期在防治病毒性肝炎方面取得进展。

艾滋病病毒、病毒性肝炎和性传播感染2022—2030年全球卫生部门战略的愿景、总目标、战略方向及其具体目标（摘录乙肝相关）

共同愿景：消除乙型肝炎和推进全民健康覆盖、初级卫生保健和卫生安全

总目标：到2030年结束乙肝的流行

战略方向以及行动

- 提供高质量、循证、以人为本的服务
- 优化系统、部门和伙伴关系以产生影响
- 生成并使用数据来推动行动决策
- 让获得权能的社区和民间社会参与进来
- 促进创新以产生影响

进展驱动因素

- 性别、公平和人权
- 筹资
- 领导力和伙伴关系

2030年具体目标

影响指标

- 5岁以下儿童乙型肝炎表面抗原流行率：0.1%[1]
- 每年新增乙型肝炎感染人数：17万新增病例（每10万2例）
- 每年死于乙型肝炎人数：31万死亡（每10万人中4人）

覆盖指标

- 乙型肝炎感染者得到诊断的百分比：90%
- 乙型肝炎感染者得到治疗的百分比：80%
- 新生儿及时接种肝炎疫苗和接受其他干预措施以预防乙型肝炎病毒垂直（母婴）传播的百分比：90%
- 儿童乙肝疫苗接种率（第三剂）：90%
- 向每位注射吸毒者分配的针头和注射器数量：300
- 血液安全（进行血液传播疾病筛查的血液单位的比例）：100%
- 安全注射（采取安全卫生保健注射的比例）：100%

注：1. 具体目标是全球性具体目标，各国在设定本国具体目标时应根据本国国情进行相应调整。例如，在一些国家，5岁以下儿童乙型肝炎表面抗原流行率的具体目标可能低于0.1%或0.2%，尽管全球总的具体目标是0.1%。

第四节 效 果 评 估

HBV感染是全球重要的公共卫生问题之一，中国是HBV感染的高负担国家，也是实现消除病毒性肝炎所致公共卫生威胁的主要贡献者。近几十年来，中国在乙肝的防控与管理方面成效显著。本节以中国乙肝的防控成效为案例进行效果评估介绍。

过去40年，中国在乙肝的预防控制中，实施了以免疫预防为主，防治兼顾的综合措施。政府出台了一系列法规、政策和技术指南等，从制度、经费、技术等方面保障乙肝综合防治措施的实施，取得了巨大进展（图5-2）。

总体而言，在过去40年中，得益于中国乙肝综合防控策略与措施的实施，中国乙肝的新发感染率已显著下降，中国一般人群HBsAg阳性率已从1992年的9.75%、2006年的7.18%降低至目前的6%。多项研究证实，中国已经从既往的乙肝高流行国家转变为中流行国家。目前我国5岁以下儿童的HBsAg阳性率已从1992年的9.9%降至2014年的0.3%，距离2030年降至0.1%的全球目标已经较为接近。

母婴传播是造成中国HBV传播的重要方式，对HBV感染的孕妇及其新生儿的规范管理可以有效切断HBV母婴传播。近期，一项首次针对我国孕妇人群HBV感染的全国性观察研究数据显示，2015—2020年我国孕妇HBV感染流行

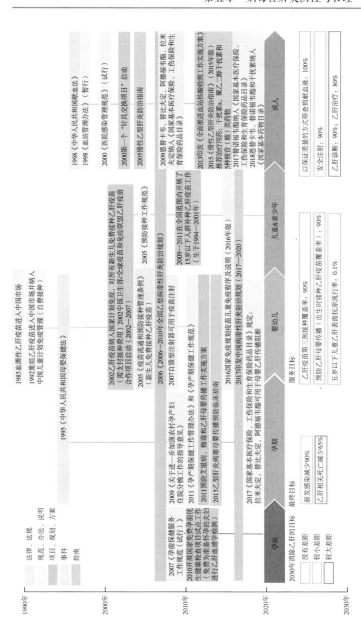

图 5-2 中国乙肝综合防控措施及与全球 2030 消除乙肝目标的差距

率持续下降。该研究数据来自国家预防艾滋病、梅毒和乙肝母婴传播项目。2015-2020年，中国（不包括港、澳、台地区）2853个县共有9087万孕妇进行HBV检测，其中约560万检测出HBV感染（定义为HBsAg阳性）。孕妇中HBV感染的流行率从2015年的7.30%下降到2020年的5.44%，相对降幅达到25.48%，处于WHO界定的中度流行水平，反映出中国以新生儿乙肝疫苗接种为主的综合防控措施降低成年人群HBV感染流行率的效果。与2015年相比，中国东、中、西部三个地区的孕妇HBV感染流行率均有所下降，东部地区从8.72%降至6.04%，中部地区从6.76%降至4.93%，西部地区从6.40%降至5.43%，区域差距也有所缩小。在乙肝相关死亡上，根据全球卫生监测数据估计，2016年中国乙肝相关死亡率约为23/10万人，占全球乙肝相关死亡人数的38.6%，乙肝的诊断和治疗覆盖率仅分别为19%（全球2015年基线为<5%，2030年目标为90%）和<11%（全球2015年基线为<1%，2030年目标为80%）。乙肝的及时诊断和治疗是降低乙肝相关死亡的关键。与在减少新发感染所取得的巨大成就相比，中国在减少乙肝相关死亡率这一目标上的进展相对较为缓慢。未来挑战主要在于降低乙肝相关死亡负担，这也是全球面临的共同挑战。

如何按时实现WHO 2030消除乙肝所致公共卫生威胁是全球共同关注的目标。从全生命周期管理视角，建议整合现有的公共卫生和医疗服务项目，建立一个涵盖全生命周期的

HBV感染预防、筛查、诊断、治疗和康复的综合防控体系。例如，通过整合"国家孕前优生检查项目"和"国家预防艾滋病、梅毒和乙肝母婴传播项目"，能够为更好地实现2030年消除乙肝的目标提供独特的机会和管理平台，卫生工作者可以通过这个平台在疾病早期阶段识别HBV感染的孕妇及其高危家庭成员，以阳性家庭为单位实施HBV防控的全生命周期管理，即涵盖孕前、孕期、婴幼儿期、儿童期、青少年期、育龄期、老年期的全生命周期对HBV感染和疾病进行预防治疗管理，以降低乙肝发病率、降低乙肝相关死亡率，促进中国早日实现WHO消除乙肝所致公共卫生威胁的目标。

（刘　珏）

第六章　人类免疫缺陷病毒／获得性免疫缺陷综合征防控与管理

第一节　疾病分布和负担

　　获得性免疫缺陷综合征（AIDS），俗称艾滋病，系由HIV引起的慢性传染病。该病主要传播方式包括经性接触、经血液及血制品和经母婴传播。HIV进入人体后主要侵犯、破坏CD4$^+$淋巴细胞，导致机体免疫细胞和/或功能受损乃至缺陷，最终并发各种严重机会性感染和肿瘤。从初始感染HIV到终末期是一个较为漫长且复杂的过程，根据感染后的临床表现，HIV感染的全过程可分为急性期、无症状期和艾滋病期。

一、全球HIV/AIDS的疾病分布和负担

　　联合国艾滋病规划署（Joint United Nations Programme on HIV/AIDS，UNAIDS）估计，截至2022年年底，全球现存活HIV感染者和AIDS患者（HIV/AIDS患者）3900万，当年新发HIV感染者130万，约2980万人正在接受抗逆转

录病毒治疗（antiretroviral therapy，ART），共63万人死于AIDS相关疾病。

　　非洲东部和南部地区是受HIV影响最严重的地区，全球约54%现存活HIV/AIDS患者生活于此。2010—2021年，当地政府在HIV/AIDS防控方面的投资力度不断加大，非洲东部和南部所有年龄段HIV新发感染者的数量下降了44%。2020年，该地区6个国家（博茨瓦纳、斯威士兰、马拉维、卢旺达、赞比亚和津巴布韦）实现了"90-90-90"目标，即90%的HIV/AIDS患者能得到确诊，90%的确诊者能获得ART，以及90%的接受治疗者体内病毒得到抑制。自2010年以来，中东和北非地区、东欧和中亚地区及拉丁美洲是全球仅有的3个HIV新发感染者数量仍在上升的地区。

　　HIV感染的高风险人群包括男男同性性行为者（men who have sex with men，MSM）、静脉注射毒品者、多性伴人群、性工作者等。研究发现，与一般人群（15～49岁）的HIV感染率（0.7%）相比，男同性恋者和其他MSM群体的HIV感染率高10倍，性工作者高3倍，静脉注射吸毒者高6倍，变性者高13倍。据UNAIDS估计，2020年，全球约46%的HIV新发感染者为妇女和女童，这一比例在撒哈拉非洲地区可达63%；而其他地区同年约70%的新发感染者为男性和男童。

　　自2004年开始在全球范围推行ART以来，AIDS相关死亡人数迅速下降，挽救了约2080万患者的生命。2010—

2022年，全球HIV/AIDS新发感染数下降了23%，以东非和南非地区、西非和中非地区下降速度最快，分别下降了57%和49%。

二、我国HIV/AIDS的疾病分布和负担

据国家卫生健康委员会疾病预防控制局统计，2021年我国法定报告AIDS发病人数为6.0万，发病率为4.3/10万；报告死亡人数约为2.0万，死亡率为1.4/10万。截至2023年6月30日，我国报告现存活HIV/AIDS患者约126.1万人，其中HIV感染者71.0万，AIDS患者55.1万；累计死亡病例43.7万。2023年第二季度，我国新发现HIV/AIDS患者约3.1万，其中经异性性传播者2.2万，占72.0%；经同性性传播者7762人，占25.0%；经静脉注射毒品传播者118人，占0.4%，经性行为传播已成为我国HIV/AIDS的主要传播方式。

我国HIV/AIDS发病率地域分布差异较大，总体呈西高东低、南高北低态势，高发地区主要集中分布在西南地区和新疆地区，四川、云南、广西、广东是发现HIV感染者数量最多的5个省区。不同省区HIV/AIDS的主要传播方式也有所不同：经异性性传播分布最广，以云南、广西、四川等省区居多；经男男性行为传播主要集中分布在北京、广东、四川等省、直辖市；经静脉注射吸毒传播主要分布在四川、云南、新疆等省区。

自1985年发现第一例HIV/AIDS患者以来，我国HIV/AIDS流行已经出现了新变化和新特征。其一，主要传播方式由初期的经血液传播转变为经性行为传播，且近年来经男男同性性行为传播比例不断上升，这些人群多集中分布于年轻学生。其二，老年男性HIV/AIDS患者人数呈快速上升趋势。据统计，我国每年新报告HIV阳性的60岁及以上男性数量从2010年的4751人增加至2018年的24 465人，占新发感染者的比例从2010年的7.4%上升至2018年的16.5%，多为经异性性行为感染。其三，我国现存活HIV/AIDS患者中男性比例明显高于女性，男女比保持在2:1以上。

2004—2017年，我国HIV/AIDS发病率总体呈上升趋势，这可能是因为我国持续推进扩大检测、更多地发现了HIV/AIDS患者。

第二节　风险评估

在资源有限的情况下，使用HIV感染风险评估工具对重点人群进行风险评估，并根据风险等级采用针对性的健康教育和综合干预等措施是降低HIV新发感染的重要方法。目前国内外HIV感染风险评估研究主要针对高危人群，如MSM及其伴侣、单阳家庭的配偶、医务人员、青年学生、流动人口等。

一、HIV感染风险评估工具

针对MSM群体的HIV感染风险评估模型建立较早。Menza等于2009年率先建立了应用于此人群的风险评估模型，随后Smith、Hoenigl、Scott等相继利用不同的研究数据建立了MSM人群的HIV感染风险评估模型。尽管国内外针对MSM人群展开的HIV感染风险评估模型研究较多，但同时对模型进行内部效度和外部效度验证的研究较少，且不同模型的评估效果差异较大。有研究者将Menza模型、HIRI-MSM（HIV incidence risk index for men who have sex with men）模型和SDET（san diego early test）模型应用于美国非裔及白种人MSM群体中进行比较验证，结果显示，3个模型的敏感性、特异性、阳性预测值和阴性预测值在非裔和白人MSM群体中存在较大差别。

除MSM群体外，国内外学者对非洲妇女、孕产妇、HIV感染者配偶、无偿输血者等重点人群也构建了HIV传播风险评估模型。王宋兴等利用数学模型法对深圳地区无偿献血者输血传播HIV残余风险进行了评估，结果发现，无偿献血者抗-HIV筛选后的阴性血传播HIV的危险度为1/45872，仍存在输血残余风险。

二、HIV感染风险评估工具的构建方法

现有HIV感染风险评估工具的构建方法主要分为主观构

建和数学算法两种。其中，主观构建方法中主要包括德尔菲法，如刘览等基于德尔菲法对MSM人群建立了HIV感染风险指标体系。数学算法主要包括Logistic模型和Cox风险模型，两者均根据回归方程结果，依据相对危险度或比值比进行风险等级赋分，使用约登指数确定截断值，并利用曲线下面积（area under curve，AUC）、敏感度、特异度等指标进行效果验证。

三、HIV感染风险评估工具纳入的变量因素

由于HIV感染风险评估的目标人群及评估工具构建方法不同，最终模型纳入的变量也不尽相同。大体上可分为一般人口学信息、性病感染情况、物质使用情况、高危性行为等。

由于我国HIV传播已转变为以经性行为传播为主，目前多个风险评估工具均将性病感染情况和高危性行为纳入其中。性病感染情况包括是否具有性病相关症状、有无接受性病检查、是否曾（现）患有某种性病等。高危性行为主要包括无保护的肛交或阴道交、商业性行为、多人性行为等。性伴侣数量、同性肛交时主要扮演角色、性交时安全套和润滑剂使用情况、防艾知识等也是HIV感染风险评估工具的关键变量。

第三节 监 测 预 警

一、我国HIV/AIDS监测系统发展历程

（一）被动检测阶段（1986—1994年）

在此阶段，我国经历了艾滋病流行的散发期（1985—1988年）和局部流行期（1989—1994年）。1986年，卫生部将艾滋病列入报告传染病，并开始在部分省份开展艾滋病监测和筛查等工作，但未常规化、规范化。此时期艾滋病的监测以病例报告为主。1989年颁布的《传染病防治法》将艾滋病列入乙类传染病，此后艾滋病作为法定报告传染病同时通过艾滋病专报系统和全国传染病报告系统进行病例报告。

（二）主动监测和被动监测并存阶段（1995—1998年）

在此阶段，我国HIV/AIDS已进入广泛流行期，HIV/AIDS患者人数迅速上升，以病例报告为主的被动监测已无法满足当时的监测预警需求。于是为全面反映全国艾滋病的流行形势和趋势，在以病例报告为主的被动监测基础上，我国在1995年建立了国家艾滋病哨点监测系统，作为病例报告系统的补充。艾滋病哨点监测（sentinel surveillance）即对吸毒人群、性病门诊就诊者、暗娼、长途卡车司机等人群

进行主动监测，主要内容为血清学检测。各省、自治区、直辖市也根据本地的HIV/AIDS理性状况和资源条件分别设立了省级HIV/AIDS监测哨点。

（三）综合监测阶段（1999年至今）

1998年，WHO和UNAIDS提出第二代HIV/AIDS监测（secondary generation surveillance）的概念，指在以HIV血清学监测和病例报告为主要内容的第一代监测基础上，开展行为学监测（behavioral surveillance survey，BSS），以追踪HIV感染相关的高危行为信息。我国根据实际国情，吸收国外先进思想，采用"综合监测"一词并在卫生部疾病控制司的领导下，由中国疾病预防控制中心性病艾滋病预防控制中心组织有关专家制定了《艾滋病性病综合监测指南（试行）》。其中指出，综合监测是在现有艾滋病性病监测的基础上，将艾滋病和性病监测相结合，将生物学与行为学监测相结合，并广泛收集、综合分析和共享各种信息，从而形成一个艾滋病性病综合监测系统，为分析艾滋病流行现状和趋势、制定艾滋病防治决策和措施提供依据。

二、我国现有HIV/AIDS综合监测系统

（一）被动监测：病例报告

HIV/AIDS病例报告是指在临床和各种检测机构、防治

机构等发现的HIV/AIDS患者，须主动向所在县级疾病预防控制机构报告检测结果，并逐级上报疫情。严格来说，我国目前HIV/AIDS病例报告系统包括艾滋病病例报告系统（艾滋病专报系统）、传染病病例报告系统和性病病例报告系统，上报过程中需完成传染病报告卡、性病报告卡、"HIV感染者和艾滋病病人一览表"的信息填写和上传。

（二）主动监测

1. 哨点监测

根据《全国艾滋病哨点监测实施方案（试行）操作手册》要求，哨点监测的监测人群分为3种。①高危人群：暗娼、吸毒者、MSM、性病门诊男性就诊者、嫖客。②重点人群：男性长途汽车司乘人员、流动人员、其他（出入境人群、吸毒者配偶、HIV感染者配偶、艾滋病患者、结核病患者、医院就诊人群）。③一般人群：孕产妇、婚前体检人群、青年学生等。

监测内容包括一般人口学信息、血清学信息、行为学信息和艾滋病防治有关信息。监测周期为每年1次，每年4～6月为哨点监测期，在监测期内如果样本量已达到监测要求，即可停止征集；若监测期结束时样本量仍不足，最多可延长1个月。一般来说，青年学生监测哨点样本量为800人，其他各类监测人群各监测哨点样本量为400人。自1995年开始设立监测哨点以来，我国各类监测人群的监测哨点数不断增加。2010年，全国HIV/AIDS监测哨点共1888个。

2．专题流行病学调查

专题流行病学调查是指根据艾滋病性病预防控制工作的需要，对情况不明的或某类突发事件，开展特定目的的专项调查，是对病例报告、哨点监测的重要补充，重点关注HIV/AIDS防治工作中急需解决的问题。

3．行为监测

行为监测除有助于了解HIV/AIDS的流行趋势，为HIV/AIDS防控提供早期预警外，还可评估预防措施在不同人群中的实施效果，并可用以辨别哪些地区仍需要关注和加强防控工作力度。我国早期的行为监测设置了分别针对高危人群、脆弱人群和一般人群的多性伴行为、静脉吸毒，以及使用安全套、清洁注射器等内容。

（三）HIV耐药监测

2003年，我国开展了HIV耐药监测。HIV耐药监测旨在提供全国HIV耐药毒株分布和流行数据，为制定减少HIV耐药毒株发生和传播的措施提供科学依据。经过多年的实践，我国从一开始只能进行HIV分子流行病学调查，到成立世界卫生组织HIV耐药监测网络的国家级实验室，不断完善HIV耐药监测策略，并分别于2012年和2017年推出了《全国艾滋病病毒耐药性监测指南》和《艾滋病抗病毒治疗耐药工作框架》，明确将HIV耐药监测和检测相结合的工作思路。目前我国HIV耐药监测采用横断面、哨点监测和专项调查等方法，进行了获得性耐药、传播性耐药和治疗前耐药监测。

第四节　防控策略

我国HIV/AIDS防治工作的基本原则是"政府组织领导、部门各负其责、全社会共同参与"，防治方针是"预防为主，防治结合，综合治理"。依据传染病流行过程的基本条件和因素，HIV/AIDS的防控工作主要包括控制传染来源、切断传播和保护易感人群。

一、控制传染来源

（一）发现传染来源

HIV/AIDS的传染来源包括HIV感染者和艾滋病患者。我国HIV检测经历了多个发展阶段，从流行初期以监测和流行病学调查为主，到采供血机构、医疗机构等主动筛查检测，再到自愿咨询检测（voluntary counseling and testing，VCT），最后逐渐形成了大规模检测、主动检测相结合的主要策略。

（二）治疗

对HIV/AIDS患者进行治疗不仅可以延缓疾病进展、延长患者寿命、提高患者生活质量，还可以预防二次传播，称为治疗即预防（Treat as Prevention）。高效抗逆转录病毒治疗（high active anti-retroviral therapy，HAART）俗称"鸡尾酒疗法"，是针对HIV/AIDS的特异性治疗，要求联合使用2～3种抗病毒药物，以抑制HIV复制。目前国际上HAART药物有6类，包括核苷类逆转录酶抑制剂、非核苷类逆转录酶抑制剂、蛋白酶抑制剂、整合酶抑制剂、融合抑制剂和CCR5抑制剂。

2003年年底，国务院正式出台"四免一关怀"政策，在全国范围内推广免费HAART。《中国艾滋病诊疗指南（2021年）》首次提及为有条件的确诊患者提供快速启动ART（确诊后7日内启动免费治疗）或确诊当日启动ART。《国家免费抗病毒治疗手册》（2023年版）明确提出我国HIV感染者在诊断后30天内尽快启动抗病毒治疗。

二、切断传播

（一）经血传播

1. 采供血

20世纪90年代中期，我国暴发了因非法单采血浆污染造成的艾滋病流行。随后，我国针对既往采供血人员、吸毒者等重点人群采取主动接触、主动检测的大规模艾滋病筛查活动，并颁布了《中华人民共和国无偿献血法》《血液制品管理条例》《艾滋病防治条例》等法律法规，明确了无偿献血制度，规定了采供血安全措施，以保障血液供应的安全性。自2012年开始，我国将核酸检测用于监测血液供应，以直接检测血液中是否含有病毒核酸，缩短病毒检测窗口期。

2．静脉注射吸毒

1999年，我国开始在云南和广西试点针具交换计划，随后制定了有关针具交换计划的政策指南。截至2006年，全国17个省、204个区县建立了共729个针具交换站，约4.9万静脉注射吸毒者在2007年第三季前加入了清洁针具交换计划。

2004年，为治疗毒品依赖和控制HIV/AIDS流行，我国开始在四川、云南、贵州、广西和浙江的8个医疗机构开展美沙酮维持治疗（methadone maintenance treatment，MMT）试点工作。2006年，我国相继颁布《艾滋病防治条例》和《中国遏制与防治艾滋病行动计划（2006—2010）》，明确了将MMT作为吸毒人群的有效干预措施，并设定了具体目标，在全国范围内推行MMT。

（二）经性行为传播

我国对经性行为感染的高危人群，如暗娼、流动人口、嫖客、HIV感染者的伴侣等，主要采取健康教育、HIV检测和推广安全套使用等行为干预措施。近年来，随着HIV/

AIDS患者中青年学生、老年人、MSM比例不断上升，我国相继开展了同伴教育、网络自检、健康宣教等针对性干预措施。

（三）经母婴传播

若母亲是HIV/AIDS患者，在妊娠、分娩、喂养过程中HIV可通过血液或母乳感染胎儿或新生儿。目前阻断母婴传播的干预措施包括健康教育、孕产妇和婴儿的HIV检测和咨询、为感染孕产妇提供抗病毒治疗、新生儿预防性治疗、安全助产、指导人工喂养，以及新生儿和儿童的随访和检测等。

三、保护易感人群

（一）健康教育

自HIV/AIDS流行以来，我国便有计划、有组织、有系统地进行艾滋病宣教，并对不同人群采取针对性的宣传教育，如发放宣传材料、举办展览、开展知识讲座、同伴教育等。近年来，国家卫生健康委员会等有关部门持续推进农村地区、少数民族地区、学校、工作场所等公共场所的宣传教育，进一步提高HIV/AIDS有关知识的知晓率。

（二）暴露前预防用药

暴露前预防（pre-exposure prophylaxis，PrEP）是指通过服用抗病毒药物来预防HIV感染的一种新型有效的生物学预防方法，主要用于HIV感染的高风险人群，可在公共卫生层面有效遏制HIV传播。国际指南建议在启动用药方案之前对服药者进行HIV暴露风险评估和医学及适应性评估，推荐替诺福韦酯（disoproxil fumarate，TDF）和恩曲他滨（emtricitabine，FTC）作为服药方案，用药方式可选择每日服药或按需服药。

（三）暴露后预防用药

暴露后预防（post exposure prophylaxis，PEP）是指通过一系列服务，为存在暴露并有HIV感染风险的人群提供针对性的预防措施，这些暴露包括职业暴露、性接触和注射毒品暴露。目前有关PEP用药时机、疗程及效果评估等的证据还不足。根据PEP相关研究成果，美国疾病预防控制中心推荐对有详细暴露史的高风险人群在暴露后72小时内进行ART（至少使用3种药物），疗程28天。

（四）疫苗

目前，广泛有效且安全的HIV疫苗仍在研究中。

第五节　效果评估

一、经血液传播和经母婴传播得到控制

"四免一关怀"政策实施以来，我国HIV/AIDS经血液传播和经母婴传播的疫情已得到极大的控制。调查显示，2004—2013年，我国新发现HIV携带者/AIDS患者中经血液传播者比例从2004年的70.8%下降至2013年的7.9%，经母婴传播者的比例从2004年的1.5%下降至2013年的0.9%。

最新数据显示，2023年第二季度我国新发现的HIV携带者/AIDS患者中，经血液传播者的比例为0.4%，经母婴传播者的比例为0.1%。

二、"90-90-90"目标

尽管我国HIV/AIDS防治工作尚未全部实现UNAIDS制定的"90-90-90"目标，但我国在"90-90-90"防治策略方面取得了显著进展。

（一）90%的HIV/AIDS患者知晓自己的感染状况

随着检测力度不断加大，我国HIV/AIDS患者发现人数越来越多，确诊人数占感染人数的比例也越来越高。以每年新诊断发现的感染者为分子，每两年全国艾滋病疫情估计数

为分母，我国HIV/AIDS患者估计的诊断发现率从2005年的21%上升至2015年的68%。

（二）90%的HIV/AIDS确诊者启动了ART

自2004年在全国推行"四免一关怀"政策后，为了最大限度地为感染者尽早提供治疗，我国不断完善启动ART的治疗标准，从依照CD4细胞水平启动治疗，至2016年实行"发现即治疗"，无论患者CD4水平如何。据统计，2003—2021年，我国当年ART累计治疗人数呈指数型增长，从2003年3965人上升至2021年的1 262 749人；同期ART比例（接受ART且仍在治患者占现存活患者比例）也在稳步提高，从2003年的15.9%上升至2021年的92.6%，已实现此90%目标。

（三）90%的启动ART患者病毒复制得到控制

最新研究发现，当坚持ART且病毒载量维持低水平（＜1000copies/ml）的HIV/AIDS患者，将病毒传播给性伴侣的风险几乎为零，可见ART对于HIV/AIDS防控的重要性。

据统计，2006—2021年，以当年启动ART且接受了至少1次病毒载量检测的患者为分母、以病毒载量＜400copies/ml的患者为分子，计算得到的病毒抑制率稳步提高，从2006年的57.5%上升至2021年的95.4%。同期病毒载量检测率也呈上升趋势，从2006年的5.2%上升至2021年的94.6%。我国启动ART的HIV/AIDS患者的病毒抑制率也完成了90%的目标。

（汪亚萍）

第七章 疟疾防控与管理

第一节 疾病分布和负担

一、全球疟疾流行病学特征

2020年，全世界估计现存2.41亿疟疾病例，而有62.7万人死于疟疾。2020年全球估计总疟疾病例数与2000年108个疟疾流行国家的疟疾病例数量大致相同；而与2019年相比，2020年的全球疟疾病例增加了1400万例。自2000年来，全球疟疾死亡人数稳步下降，从89.6万人下降到2015年的56.2万人；然而2020年的疟疾死亡人数回升到62.7万人，相较2019年增加了近7万人（12%）。据估计，2020年68%的疟疾超额死亡与新型冠状病毒感染疫情导致的卫生服务中断有关。新型冠状病毒感染疫情使医疗资源转移，卫生系统不堪重负，加剧了疟疾的健康不平等。

非洲地区疟疾疫情非常严重，估计疟疾病例数由2019年的2.13亿例上升到2020年的228亿例，而疟疾死亡人数也从53万人上升到60万人，其中80%的死亡人数由5岁以下儿童组成。2020年在非洲传播的疟疾中，仅有0.3%为间日疟，而在东南亚的疟疾病例中，有高达36.3%为间日疟原虫感染病例。在东南亚的9个疟疾流行国家中，2020年共有500万疟疾病例，占全球疟疾病例的2%，其中印度占了东南亚疟疾病例和死亡数的83%和82%。不丹、尼泊尔和东帝汶分别于2013年、2015年及2017年报告无疟疾病例。然而，2020年不丹和东帝汶均出现了本土疟疾病例。自2000年至2015年，东地中海地区的疟疾病例数从700万减少至430万，后续又增加至2020年的570万。从2000年到2020年，西太平洋地区的疟疾病例数和死亡数分别降低了39%（从280万到170万）和47%（从6100例到3200例）。然而，2020年的疟疾病例数和死亡数较2019年均上升，上升的数量主要来自巴布亚新几内亚。疟疾病例数中间日疟所占比例逐年升高，从2000年的17.4%上升到2020年的30.1%。从2000年到2020年，美洲地区的疟疾病例数和死亡数分别降低了58%（从150万到65万）和56%（从909例到409例），大多数病例为间日疟（2020年有68%），委内瑞拉、巴西和哥伦比亚占了美洲全部病例数的77%。阿根廷、萨尔瓦多和巴拉圭分别于2019年、2021年和2018年被认证为无疟疾国家。该地区大部分死亡病例为成人（77%）。

　　尽管部分国家在消除疟疾的道路上稳步前进，但总体来看，2020年世界疟疾负担高于2019年的水平，这部分可能是因为新型冠状病毒感染疫情所致的疟疾相关医疗卫生服务中断。非洲疟疾负担远高于其他地区，其中绝大部分为恶性疟原虫感染；东南亚疟疾负担在非洲以外地区中最为严重，间日疟原虫感染比例较高。

二、中国消除疟疾进程及消除后输入性病例特征

2021年6月，中国消除疟疾获得WHO认证。疟疾曾给中国带来极其广泛且严重的危害。2010年，我国启动了《中国消除疟疾行动计划（2010—2020年）》，制定了"线索追踪、清点拔源"策略和"1-3-7"工作规范，于各地科学开展以病例和疫点为核心的消除疟疾行动。

中国于2017年首次实现无本土疟疾病例，此后5年均未报告本土疟疾病例。2017—2021年，恶性疟的病例数量占主要优势，分别占总输入性病例的63.6%（1819/2858）、66.0%（1763/2671）、73.0%（1950/2673）、56.2%（610/1085）以及48.9%（390/798）；间日疟与卵形疟在输入性病例中占比相似，而三日疟占比较少，极少病例为诺氏疟（仅2017年有1例），每年亦有少部分病例为混合感染（表7-1）。2017—2021年，大部分输入中国的疟疾病例来自非洲（86.7%，8739/10 085，主要是恶性疟原虫和卵形疟原虫感染病例），其次为亚洲（12.4%，1255/10 085，主要是间日疟原虫感染病例）；其中绝大部分患者为中国籍（9514/10 085）。2017年输入性病例后续造成3例病例感染，感染途径为输血，均为恶性疟。2018年输入性病例后续造成4例病例感染，均为间日疟。2019—2021年，除报告输入病

例外，每年均有1例长潜伏期的三日疟病例报告。

表7-1　2017—2021年报告输入性疟疾病例数　　单位：例

年份	输入病例数	临床诊断	恶性疟	间日疟	三日疟	卵形疟	诺氏疟	混合
2017	2858	9	1819	573	67	352	1	37
2018	2671	5	1763	393	82	376	0	52
2019	2673	5	1950	289	96	298	0	35
2020	1085	0	610	234	22	204	0	15
2021	798	0	390	182	30	187	0	9
合计	10 085	19	6532	1671	297	1417	1	148

2017—2021年，每年大部分间日疟原虫感染病例均由云南省报告；恶性疟原虫感染病例大多由广东和江苏等国际航班往来较密切的省份报告。报告疟疾病例中，男性占比远高于女性，在2017—2021年，男性占比均＞90%；报告疟疾病例的年龄段多集中在30～49岁组。

综上，近5年来，中国输入性疟疾病例呈现逐年下降趋势，恶性疟原虫感染病例数量最多，其次为间日疟原虫感染和卵形疟原虫感染。恶性疟原虫感染病例主要来自非洲国家，并由内陆省报告；间日疟原虫则主要来自亚洲国家，尤其是与中国边境接壤的东南亚国家，并大部分由云南省（边境省份）报告。输入性疟疾病例引发的后续感染偶有发生，病例数均被控制在个位数。大部分报告输入性疟疾病例集中在男性和30～49岁年龄组中。

第二节 风险评估

目前，由于疟疾在不同国家的流行情况差异巨大，对其风险评估主要分为低疟疾流行地区或已消除疟疾地区的疟疾输入风险评估，以及高疟疾流行地区的境内流行传播风险评估。评估疟疾输入及传播风险方法主要可以分为传统风险评估法、生物数学模型法及易感性－接受性－输入性（infectivity-receptivity-vulnerability，IRV）评估法三大类。

一、传统风险评估法

传统风险评估法根据疟疾流行病学特征建立风险评估体系、确定各级指标、采用风险分析方法确定权重并评估指标体系。多数疟疾输入风险评估指标体系均依托疟疾传播过程的"三环节"和"两因素"确定所需指标，随后基于德尔菲法、层次分析法或熵权法确定指标权重。

基于"三环节"（即传染来源、传播方式、易感人群）的风险评估是目前较为常用的方法。包括分析本地传染病病例、输入性病例及无症状带虫者的三间分布等传染来源特征，媒介种类、密度、吸血习性、对疟原虫的易感性及对杀虫剂的敏感性等媒介生态学特征和行为，以及易感人群的行

为、防疟知识和态度等方面，来评估疟疾传播风险。基于
"两因素"（即自然因素和社会因素）的疟疾传播风险评估也
十分重要。影响疟疾传播的自然和社会因素主要包括气温、
降雨量、相对湿度、地形和当地经济水平等。由于疟疾传播
往往是"三环节"和"两因素"综合作用的结果，因此，评
估疟疾传播风险时应将二者有机结合。

二、生物数学模型法

生物数学模型法按照研究单位不同又分为个体随机模型
和群体随机模型。个体随机模型在疟疾再传播风险评估中采
用的是多个体仿真模型，该模型同时考虑时间和空间两个维
度，能够模拟疟疾传播的时空特征，通过模拟人和媒介不同
个体间的相互作用，结合生态学、地理学、人口流动等"两
因素"，仿真疟疾病例输入后出现再传播的不同情形。但该
模型弱化了潜伏期、传染期、复发等疟疾传播的重要流行病
学参数。群体随机模型基于研究地区人群和媒介之间及两者
本身的流行病学特征，模拟某地区疟疾病例输入后的再传播
可能性。但其缺点是仅考虑了时间维度，缺少空间上传播特
征的考量。

三、IRV法

IRV法是近年发展起来的主要用于评估消除疟疾地区再
传播风险，重点分析媒介对输入性疟原虫的易感性、媒介接

受性和输入性等三个方面。IRV法最早于2001年提出，后陆续应用于意大利、法国、希腊、西班牙等欧洲消除疟疾国家输入性疟疾再传播风险评估。易感性指媒介按蚊对不同疟原虫的易感性，通常采用蚊胃卵囊阳性率和蚊虫唾液腺子孢子阳性率进行衡量。接受性主要综合分析媒介种类、密度及生物学特征对疟疾传播的影响程度，通常采用媒介能量来衡量，媒介能量计算公式为：$-\dfrac{ma^2p^n}{\ln(p)}$，其中 ma 为叮人率（每人每夜被媒介按蚊叮咬次数），m 为媒介按蚊与人口比例，a 为叮人习性（$a=h/u$，h 为人血指数，u 为媒介生殖营养周期），p 为蚊群中每天存活的比率，n 为从蚊虫吸入配子体至子孢子出现在蚊唾液腺的时间间隔，$-\dfrac{1}{\ln(p)}$ 为蚊虫预期寿命。输入性在风险评估中又称脆弱性，指系统或群体暴露于危害及其不利影响的可能性，包括外部的暴露和内部的处理能力两个方面。此外，也有研究者认为，人群脆弱性应包括社会易感性、生物学易感性、应对能力等。

第三节　监 测 预 警

一、疟疾监测

疟疾的监测包括传染源监测（病例侦查）、流动人口管理、媒介按蚊监测（种群、数量、叮人率、吸血习性、媒介能量及对杀虫剂的敏感性）、血清学监测、疫点调查和处理及疟原虫抗性监测等。实际上，构成疟疾发生、传播、复发的直接（寄生虫学、昆虫学等）或间接因素（自然因素、社会因素）均属于监测范畴。WHO建议，将疟疾监测作为疟疾防控的核心干预措施。一个强有力的监测系统需要高水平地获取有关护理和病例检测的信息，并要求所有卫生部门全面报告。监测作为一项核心干预措施，是在所有传播水平的环境中开展防控措施的基础，其目标是支持减轻疟疾负担、消除疟疾并防止再次发生。然而，在大多数面临蚊虫传播疾病风险的国家，媒介监测和控制能力均不足。此外，许多有不止一种主要蚊媒疾病流行的国家都有针对具体疾病的防控方案和措施，然而这些方案和战略不能最佳地促进协同作用，有时还互相争夺卫生资源。这些国家需要能够准确可靠地监测疟疾负担、干预措施对疟疾防控的作用，以及在空间和时间上的影响的监测系统。

中国于2021年被WHO认证成功消除疟疾，也是继澳大利亚（1981年）、新加坡（1982年）和文莱达鲁萨兰国（1987年）之后，第1个宣布消除疟疾的西太平洋地区国家。疟疾监测和应对的"1-3-7"方法是中国消除疟疾的一项关键措施，旨在发现疟疾病例后，1天内报告，3天内对患者进行流行病学调查和分类，7天对患者周边环境相关情况完成调查和处置。WHO引入了这一方法，作为指导全球疟疾控制计划的指南，特别是在几乎消除疟疾的国家或地区。事实证明，通过中国和坦桑尼亚卫生部门之间的互动，中国在坦桑尼亚分享疟疾控制经验，坦桑尼亚的疟疾负担减少了81%。

建立监测系统后，也需要定期评估监测系统，以确定关键的监测差距，并评估系统收集数据的完整性、及时性和准确性。疟疾监测系统的评估结果可用于就如何加强监测系统提供可操作和优先的建议，这些建议也可用于制定国家级和次国家级的疟疾防控战略计划。WHO与合作伙伴开发了一套疟疾监测系统评估工具包，用于评估疟疾监测系统或综合疾病监测系统在所有传播环境中准确捕捉疟疾病例和死亡的能力。其包含的主要内容见表7-2，更多细节及如何进行疟疾监测评估的分步指南见实施参考指南（https：//www.who.int/publications/i/item/9789240055278）。

表7-2　疟疾监测评估工具包内容

功能	工具	描述
定义范畴	框架评估工具	一组关键目标、子目标和指标，可用于量化和鉴定监测系统的优势和劣势。该工具应作为评估的起点，以确定评估的范围和方法
	概念说明和协议	用于完善评估范围、方法、预期产出和结果的简短概念说明大纲模板，以及用于全面评估的更详细的议定书大纲
	监测评估规划工具	一个预算编制模板，用于协助各国制定成本计算计划，以便进行全面评估

功能	工具	描述
收集和分析数据	案头审查工具	一套问题、表格、图形,用于通过文件和数据审查以及对监测方案工作人员和其他相关支持伙伴的可选访谈,收集信息并总结对疟疾监测的了解
	数据质量评价工具	收集和分析数据的工具和指南,以具体评估国家、区域、地区和服务提供层面的数据质量
	题库	一个题库,可用于制定调查问卷,以便在服务提供层面收集数据
	分析工具	Microsoft Excel中的一组表格,用于汇总调查的分析结果。
制定建议并确定其优先级	技术简报和报告大纲	用于组织、可视化和解释评估结果的报告模板。技术简报用于强调优先成果的一个子集,而完整的报告包括所有评估结果

二、疟疾早期预警

开展疟疾监测是疟疾早期预警的基础。基于疟疾监测资料,如疟疾蚊媒种类和密度监测、输入病例发现等信息,早期预警,快速反应,及时处理疫情,防止疟疾暴发流行。在卫生监测网络完善、疾病监测连续未间断、历年疟疾发病资料完整的国家和地区,可以利用历史发病资料对疟疾进行预警,如当前病例数超过近5年月平均数的3/4或正常上限即预警;亦有基于蚊媒传播潜势观察资料对疟疾进行预警,如能够评价蚊媒传播潜力的媒介能量指标,不仅可以对不同按蚊种类的传播疟疾能力作出评价，还可以通过不同季节主要媒介的媒介能量值，预测疟疾发生趋势，从而完成早期预警；此外，基于气候监测资料也能够对疟疾进行早期预警，疟疾的传播具有季节性特征，在时空上预测平均季节性气候，根据季节性气候预报提前 1～6 个月预测高于平均水平的季节性降雨量，从而能够提前数个月预测疟疾暴发的风险；最后，遥感和地理信息系统在疟疾预测预警上的应用也值得借鉴，通过将疟疾发生率地图转换为疟疾危险区地图，将发病因素（疟原虫感染、媒介变化、潜伏期长短等）和环境因素（温度和降雨量等）相结合，综合分析和模拟，从时空跟踪、监测、预警疟疾传播流行和扩散的趋势。

第四节　防控策略

疟疾主要通过受感染雌性按蚊的叮咬传播给人，可通过避免蚊虫叮咬来预防。此外，服用药物也可以预防疟疾，而治疗可以阻止轻症恶化。疟疾防控策略有病媒控制、化学预防、预防性化疗、疫苗接种及消除后防控策略等。

一、病媒控制

病媒控制是疟疾控制和消除战略的重要组成部分，因为病媒控制对预防感染和减少疾病传播非常有效。不同蚊子种类传播寄生虫的能力不同，对病媒控制措施的承受力也不同，并受到当地环境因素的影响。因此，必须根据当地流行病学和昆虫学资料实施病媒控制。目前，世界卫生组织建议部署两种广泛应用的病媒控制干预措施之一，即驱虫蚊帐和室内滞留喷洒。国家疟疾规划需要通过提供、使用和及时更换驱虫蚊帐或定期使用室内滞留喷洒来确保所有面临疟疾风险的人得到保护。根据国家具体情况，驱虫蚊帐和室内滞留喷洒在不同的地理区域均可部署，在特定环境下，也可以部署其他干预措施，如常见的在水体中定期使用杀灭幼虫的生物或化学杀虫剂。

为了能采取有效的病媒控制应对措施，必须将昆虫学监测、覆盖面监测和病媒控制干预措施的影响评估纳入国家监测系统。各国应当收集所有环境中的资料，包括无疟疾但有再次发生传播风险的地区。

然而，按蚊对杀虫剂日益增长的生理耐药性是一个重大威胁。在很多情况下，即使已经实现了驱虫蚊帐或室内滞留喷洒高覆盖率，疟疾寄生虫的传播仍然存在。因此，需要更加深入地监测当地传播动态，包括对杀虫剂的耐药性和病媒基因组学，并采取新的干预措施以应对耐药性和解决现有的干预差距。

二、化学预防

化学预防指定期服用低于治疗剂量但足以预防疟疾的抗

疟药。建议前往疟疾流行地区的旅行者在出发前几周咨询医生。医疗专业人员将确定哪种化学预防药物适合目的地国家。在某些情况下，化学预防药物必须在出发前2～3周开始使用。在疟疾风险地区住院期间，应按时服用所有预防性药物，并在最后一次可能接触感染后持续服用4周，因为在此期间寄生虫仍可能在肝脏中出现。随着疟疾控制的改善和个人在成长过程中没有足够暴露于疟疾以形成自然获得的免疫力，考虑最适当地使用疟疾药物来保护这些人前往有疟疾风险的地区将变得越来越重要。

三、预防性化疗

预防性化疗是单独或联合使用药物来预防疟疾感染及其后果。它要求在疟疾风险最大阶段的指定时间点向弱势人群提供完整的抗疟疗程，无论接受治疗者是否感染疟疾。预防性化疗包括常年性疟疾化学预防、季节性疟疾化学预防、针对孕妇和学龄儿童的间歇性预防性治疗、出院后化学预防和大型服药活动。这些安全和具有成本效益的策略旨在补充正在进行的疟疾控制活动，包括病媒控制措施、疑似疟疾的及时诊断及用抗疟药物治疗确诊病例。

四、疟疾疫苗

疟疾疫苗有望成为未来大量干预措施的重要补充。自2021年10月以来，WHO建议生活在恶性疟原虫中度至高度传播地区的儿童广泛使用RTS，S/AS01疟疾疫苗。该疫苗已被证明能显著减少幼儿中的疟疾病例和致命的严重疟疾。

五、消除后防控策略

部分国家已达到WHO消除疟疾的标准，此时疟疾防控的核心措施为常规监测与及时响应。尽管已切断本地疟疾传播链，消除疟疾的国家仍面临疟疾输入的风险，由于原疟疾流行区传疟媒介依然存在，在疟疾消除地区由输入性病例再次引起本地传播的风险依然较大。疟疾监测既是消除疟疾的有效干预措施之一，也是消除后阶段的一项重要工作。国家卫生健康委员会等13个部委于2020年12月31日联合下发《防止疟疾输入再传播管理办法》，明确提出采取"及时发现，精准阻传"策略，以监测工作为重点，以监测与响应为核心措施的工作要求，在继续维持消除阶段监测与响应体系的基础上进行了工作重点调整和优化，继续保持医疗机构的疟疾诊治能力，并重点加强对输入性疟疾病例的及时发现和规范治疗；加强对输入性疟疾病例传播风险的调查和评估、再传播风险疫点或人群及时处理并有效阻隔再传播风险。已消除疟疾国家应当围绕以下主要内容展开疟疾的监测与响应工作：进一步提高监测系统的敏感性、改善监测工作质量和效率；健全疟疾监测诊断试验室网络、提高监测数据质量，达到维持有质量保证的疟疾诊断能力的效果；加强监测数据分析；进一步完善多部门联合防控机制、加强对境外务工人员回国后的追踪随访管理，也包括健康宣教、监测和筛查；开展媒介监测、抗疟药物敏感性监测、新监测技术和信息技术研发及推广等。

第五节　效　果　评　估

消除疟疾认证是WHO对一个国家无疟疾状态的正式承认。如果一个国家以严格、可信的证据证明，至少在过去连续3年内，按蚊引起的本地疟疾传播链在全国范围内已被阻断，WHO就授予该认证。一个国家还必须展现出防止疾病再次传播的能力。授予无疟疾认证的最终决定由WHO总干事根据独立的消除疟疾认证小组的建议作出。

WHO于2015年提出"全球疟疾技术战略2016—2030"（global technical strategy for malaria 2016—2030，GTS 2016—2030），旨在提供全面的框架指导各国加快消除疟疾的进程。该战略设定了到2030年将全球疟疾发病率和死亡率降低至少90%的目标。

全球疟疾技术战略2016—2030目标

愿景：一个没有疟疾的世界

目的

	2020年	2025年	2030年
与2015年相比，全球疟疾死亡率降低	至少40%	至少75%	至少90%
与2015年相比，全球疟疾发病人数降低	至少40%	至少75%	至少90%
在2015年有疟疾流行的国家中消除疟疾	至少10个国家	至少20个国家	至少35个国家
在已经没有疟疾传播国家中防止疟疾再传播	防止再传播	防止再传播	防止再传播

原则

· 国家所有权和领导权，以及社区的有效参与，对于通过多部门协作加快疟疾消除进展至关重要

· 所有国家都可以通过结合当地情况采取必要干预措施，加快消除疟疾的进程

· 通过使用数据，根据当地情况对干预措施进行分层和调整，提高影响力

· 公平获得优质卫生服务至关重要，尤其是对处于不利地位、遭受歧视和排斥的人口而言

· 干预措施的创新将使各国能够在消除疟疾的道路上取得极大进展

· 灵活的卫生系统是成功应对疟疾疫情基础

战略框架：由三大基础和两大支持要素构成

最大限度地发挥现有可拯救患者生命的干预措施的影响

· **基础1**：确保获得疟疾预防、诊断和治疗，作为全民健康覆盖的一部分

· **基础2**：加快努力消除疟疾并实现无疟疾

· **基础3**：把疟疾监测转变为一项关键的干预措施

· **支持要素1**：利用创新并扩展研究

　· 促进创新的基础研究，以及新的或改进的干预措施的开发

　· 优化现有干预措施的影响及成本－效益

　· 促进新干预措施的实施

· **支持要素2**：加强有利于可持续和公平结果的环境

　· 强有力的政治经济支持

　· 对内多部门协同，对外跨境区域合作

　· 在强有力的监管支持下管理整个卫生系统，包括私营卫生单位

　· 建设方案管理和研究能力

以中国为例，中国的疟疾流行历史长达三千多年。20世纪四五十年代，中国有1829个疟疾流行区县，每年发病人数最高达到3000万，严重危害人民群众的身体健康和生命安全。到了2010年，中国制定了《中国消除疟疾行动计划（2010—2020年）》，细化了工作方案，提出了以病例和疫点为核心的"线索追踪、清点拔源"的策略和"1-3-7"工作规范，该工作规范规定了病例诊断后要在1日内报告，3天内完成病例复核和流行病学调查，7天内完成疫点调查和处置。2016年，我国报告的最后一例本地病例在云南。2017年以后，我国再无本土原发感染疟疾病例报告。根据WHO的标准，中国2020年实现了消除疟疾的目标，2021年WHO派专家到中国开展现场评估，实地考察了云南、海南、安徽、湖北等地，2021年6月30日，WHO正式宣布中国通过消除疟疾认证。

（刘　巧）

第八章　猴痘防控与管理

　　猴痘是由猴痘病毒感染所导致的人畜共患传染病，主要流行于非洲地区国家，如尼日利亚、刚果民主共和国及中非共和国等。猴痘病毒属于痘病毒科正痘病毒属猴痘病毒种，病毒基因组为大小约197kb的线性双链DNA。猴痘病毒分支包括中非分支（又称刚果盆地分支，现已更名为Clade Ⅰ）和西非分支（Clade Ⅱ），其中具有较高的病死率和重症率的Clade Ⅰ主要流行于刚果共和国、加蓬和中非共和国等国家。2022年6月25日，WHO紧急会议，认为多国猴痘病例尚未达到国际关注的突发公共卫生事件（Public Health Emergency of International Concern，PHEIC）。2022年7月23日，WHO根据全球猴痘病例发生和传播特征，认为猴痘疫情已构成PHEIC，后于2023年5月11日宣布猴痘疫情不再构成PHEIC，但仍须参照艾滋病和其他性传播疾病进行预防和控制。为做好应对猴痘的准备工作，国家卫生健康委员会于2022年6月10日发布了《猴痘诊疗指南》（2022年版），海关总署根据《中华人民共和国国境卫生检疫法》及其实施细则等法律法规的规定，也制定了相关的防控措施。国家卫生健康委员会宣布自2023年9月20日起，猴痘正式纳入乙类法定报告传染病管理。本章通过描述猴痘疾病分布和负担、总结其风险评估、监测预警、防控策略及效果评估等工作，为猴痘防控及管理提供参考。

第一节　疾病分布和负担

自1970年刚果民主共和国报道首例人类猴痘确诊病例，尼日利亚、中非共和国及刚果共和国于1971年、1984年及2003年陆续报道了猴痘确诊病例。此后，猴痘病毒感染主要发生在中非及西非区域的国家，其他国家如美国、新加坡及英国等主要为输入病例。自2022年5月英国报道1例猴痘病例以来，截至2023年10月11日，共有115个国家或地区累计报告猴痘确诊病例90 656例，涉及非洲、欧洲、美洲、西太平洋及东地中海等地区。基因组测序结果显示，2022年多国猴痘病例的病毒分支属于Clade Ⅱ，与2018年和2019年由尼日利亚输出至英国、以色列及新加坡的毒株关系密切。

一、人群分布特征

1. 性别及年龄

既往研究表明，2022年前猴痘病例年龄范围广，以青少年或青年男性为主，而2022年多国猴痘病例的中位年龄在35 ～ 41岁，主要以中年男性为主。截至2023年9月27日，猴痘病例的男性比例为96.3%（82，215/85，336），年龄 M（Q_1，

Q_3）为 34（29～41 岁），其中 18～44 岁男性病例占所有病例的 79.4%。2019 年一项 Meta 分析显示，自 1970—2019 年，猴痘病例的中位年龄从 4 岁（1970—2010 年）增加到 21 岁（2010—2019 年），进一步提示病例可能出现年龄增大的人群特征。

2．动物接触史、旅行史及男男性行为史

2022 年以前，猴痘病例主要报告于中非及西非区域的国家，由于人群的森林野生动物接触可能性较高，病例多有动物接触史。非洲以外的国家偶有旅行相关的输入性病例，然而，2022 年多国猴痘病例的国外旅行史的比例并不高，为 20%～46%。2022 年多国猴痘病例的风险史则以男男性行为史为主。WHO 报道，在 2022 年多国猴痘病例中，截至 2023 年 9 月 26 日，通过性行为传播比例高达 82%。在已知性行为方式的人群中，97.6% 的人有过男男性行为史，提示 MSM 可能为此次流行的高风险人群。

二、空间分布特征

2022 年前，多数猴痘病例均报告于中非及西非国家。2003 年在非洲地区以外的美国报告 47 例确诊和疑似猴痘病例，病例均与从加纳进口的多种啮齿类动物密切相关。此外，英国和以色列于 2018 年，新加坡于 2019 年均报告过尼日利亚旅行史相关的猴痘输入病例。

2022 年 1 月 1 日至 2023 年 9 月 26 日，115 个国家或地区共向 WHO 报告了 90 618 例实验室确诊病例和 633 例疑似病例，包括157例死亡病例。根据各区域报告病例的最新日期，美洲、欧洲、非洲、西太平洋、东南亚及东地中海地区分别报告了59 946、26 114、2070、1960、427及92例猴痘确诊病例。截至2023年9月24日，全球猴痘病例最多的10个国家的总计确诊病例占全球报告病例的82%，10个国家依次为美国（$n = 30, 636$）、巴西（$n = 10, 967$）、西班牙（$n = 7580$）、法国（$n = 4154$）、哥伦比亚（$n = 4090$）、墨西哥（$n = 4062$）、秘鲁（$n = 3812$）、英国（$n = 3782$）、德国（$n = 3703$）和加拿大（$n = 1496$）。

三、时间分布特征

刚果民主共和国猴痘疑似病例监测数据显示，2001—2013年共报告19 646例猴痘疑似病例，发病率从2001年的0.64（95% CI：0.09～4.50）/10万增加到2013年的2.82（95% CI：0.40～20.10）/10万，呈明显上升趋势。Whitehouse等报道了2011—2015年刚果民主共和国Tshuapa省1057例猴痘确诊病例情况，年平均发病率为14.1（95% CI：13.3～15.0）/10万，发病率是1980—1985年的2.73（95% CI：2.21～3.40）倍。

WHO的2022—2023年全球多国猴痘病例趋势研究显示，截至2023年7月2日，按照症状出现日期、实验室或临床诊断日期及报告日期，全球猴痘病例呈现先上升后下降的趋势。

　　然而，尽管每周报告病例从2022年8月8日的7576例病例开始下降，但在最近的12周（2023年4月10日—7月2日），美洲区域、西太平洋区域及非洲区域报告病例数为前三位。此外，相比美洲、欧洲、非洲、东地中海等区域报告病例数逐渐下降，西太平洋区域及东南亚区域近期报告病例数呈现一个可能的上升趋势（图8-1）。2022年9月16日，我国大陆地区重庆市报道首例猴痘病例。截至2022年10月17日，中国报告5例输入性猴痘病例，其中台湾地区3例、香港地区1例、内地地区1例。2023年6月以来，我国多地监测发现猴痘病毒感染病例。根据中国疾病预防控制中心报道，2023年6月—9月共报告1098例猴痘新增病例。其中广东省、北京市及浙江省报告病例数为前三位（表8-1）。

表8-1　我国2023年6—8月猴痘报告病例数前十位省/直辖市

省/直辖市	累计报告病例
广东	258
北京	180
浙江	118
四川	103
江苏	68
上海	57
湖南	46
安徽	31
湖北	30
天津	30

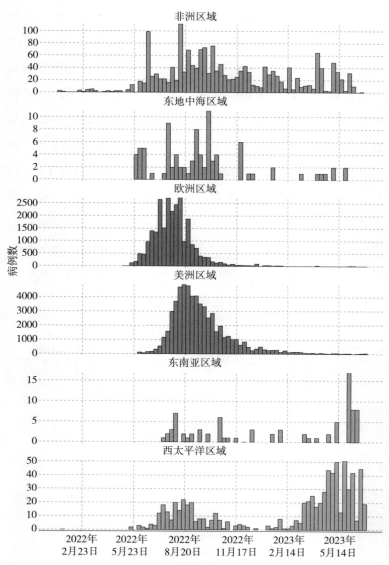

图8-1 全球各区域的猴痘流行变化趋势

资料来源：WHO。

第二节　风险评估

定性风险评估在猴痘风险评估，尤其是早期评估中较为常用。WHO定期举办紧急会议以评估猴痘流行现状及风险，截至2023年9月26日，评估全球猴痘风险为中度风险，欧洲、美洲、非洲、东地中海为中等风险，东南亚区域和西太平洋地区为低风险。ECDC 2022年5月22日利用专家快速风险评估方法，根据感染概率和疾病对人群的影响综合确定总体风险，并随时根据进展和应对措施重新评估风险。此次风险评估针对不同人群包括多性伴人群、普通人群及医疗保健工作者等（图8-2），其中普通人群总体风险较低，多性伴人群及未采取合适防护措施的医疗保健工作者总体风险中等，

	包括部分男男性行为人群在内的多性伴人群	一般人群	卫生工作者			
			医疗保健工作者		实验室工作者	
			合适的个人防护设备	无保护措施的暴露	合适的实验过程和个人防护设备	合适的个人防护设备
感染概率	高	非常低	非常低	高	非常低	高
影响	低	低	低	低	低	中等
整体风险	中等	低	低	中等	低	高

图8-2　早期ECDC针对不同人群猴痘风险评估结果

注：对于上述分类中的特定人群，风险可能会更高，特别是儿童、孕妇、老人或者免疫功能缺陷人群。

而未采取保护措施的实验室工作者总体风险较高。

定量风险评估多采用模型评估，如Yuan等利用易感－暴露－感染－康复（susceptible-exposed-infected-recovered，SEIR）传染病模型框架，考虑了动物宿主、低风险人群及高风险人群、控制措施等，构建了猴痘传播风险评估模型。Gao等通过文献和报告病例整理数据后，利用相关网络分析和多元回归探索猴痘风险因素，进一步采用改进的SEIR模型和风险因素驱动的k均值聚类分析对各国猴痘风险评估。由于中国早期主要面对的是输入风险，因此，部分研究分析了猴痘输入风险评估。2022年早期，Du等利用风险矩阵和Borda计数法，根据全球猴痘病例、死亡人数及来华留学生数量等评估了猴痘输入风险。2023年Huang等利用航班数据、猴痘流行数据及国家管控措施建立了实时风险评估模型评估了我国猴痘输入风险。个人风险评估较为少见。Zucker等利用队列数据，建立Cox回归模型探索猴痘感染风险因素，以促进个人风险评估工作。

第三节　监测预警

早期猴痘流行地区以非洲国家为主，2022—2023年猴痘疫情中，猴痘报告国家多为发展中国家，卫生系统监测和报告猴痘病例的能力有限，且病例稀少、分布广泛和不可预测，阻碍了猴痘的准确风险－效益计算。此外，多数国家并未将猴痘纳入法定报告传染病，可能导致该疾病一直被忽视。缺乏强有力的监测和认识可能会增加猴痘的传播。典型的猴痘病例有发热、皮肤红疹、淋巴结肿大等临床表现，因此，症状监测具有预警作用，通过体温监测、医学巡查、主动申报等途径发现病例，监测其数量的异常变动，作为疫情变化的早期信号。监测的主要目标是尽快查明病例、聚集性感染及感染来源，以便提供最佳临床护理；隔离病例以防止进一步传播及确定；管理和跟踪接触者，以识别感染的早期迹象及确定感染和严重疾病的风险群体；保护一线卫生工作者和制定有效的防控措施。WHO发布的 *Surveillance*，*case investigation and contact tracing for mpox*（*monkeypox*）：*interim guidance* 指南中提到评估监测质量的指标包括：①完整人口统计信息的可能病例和确诊病例比例。②已进行实验室检测的疑似病例比例。③具有完整临床和危险因素信息的可能病例和确诊病例的比例。此外，在全球疫情背景下，监测预警工作应当注意加强国家间合作及社会监测。

一、加强国家间合作监测

2022年10月5日，WHO发布了 *Monkeypox strategic preparedness*，*readiness*，*and response plan*（猴痘策略准备，理解及应对计划》以应对全球猴痘疫情。该计划的目标之一在于加强全球合作监测工作。该计划鼓励国家监测、流行病学调查和追踪接触者；鼓励对当前疫情中发现的猴痘病毒进行基因组测序，并在WHO所有六个区域扩大检测；提供诊断能力和培训，并确保集中采购和运送诊断试剂盒。通过加强风险预测和疾病监测的协作，了解可能导致猴痘病毒传播的因素，如性伴侣数量、不同类型的活动和聚会及动物接触。ECDC同样每周对成员国上报信息汇总和共享。于欣等提出，通过海关总署智慧卫检系统，构建系统、科学、全面、高效的疫情监测网络，结合各口岸通航范围，认真收集通航国家及地区的疫情信息，实时跟踪猴痘跨国跨洲传播进展，密切关注境外猴痘疫情变化情况，积极开展口岸猴痘疫情风险评估。研究提出，充分利用大数据、云计算、互联网＋等应用技术，分析猴痘病毒传播特征和流行变化趋势，加强口岸猴痘疫情风险因素的分析和预警，科学评估口岸猴痘疫情传入和后续传播的风险水平，严格监测并及时提出预警信号，指导口岸精准检疫，动态调整防控措施，确保猴痘疫情早发现、早预警、早处置。

二、定期社会监测

SPRP提出，定期的社会监测应当纳入多来源监测系统。在线和社区调查有助于猴痘疑似病例的确定和发现。对于所有应对或准备应对猴痘疫情的国家，迅速发现、核实、调查和评估社会监测信号十分关键。既往研究分析了百度指数、谷歌指数和猴痘病例的关系。郑杰滔等发现，全球猴痘累计病例数与全国网民百度搜索指数呈非直线相关（$R^2 = 0.122$，

$P = 0.001$），全球猴痘累计病例数较少或较多时二者呈负相关，处于中等时二者呈正相关。Yan等发现，谷歌指数和猴痘报告病例报告数有关，当滞后天数为13天时，谷歌指数与猴痘报告病例数相关性增加，可能是猴痘疫情的早期预警和监测的最佳时期。

第四节　防控策略

全球猴痘疫情暴发早期，WHO表示应从以下3点加强防控：①中断人际传播，优先关注接触风险高的社区。②保护处境危险的易感人群。③尽量控制人和动物间的传播。针对猴痘病例临床管理及预防工作，WHO对病例筛查、分诊、隔离和临床评估提出3个建议：①基层卫生系统根据病例定义，对所有出现皮疹、发热或淋巴结病的人进行筛查和分诊，以确定疑似或确诊病例。②通过筛查和隔离后，使用标准化的分诊工具对疑似病例进行分诊，并进一步评估危险因素和是否存在严重疾病。③对疑似病例进行实验室确诊。此外，WHO对轻症猴痘病例、病例的皮肤病变及精神健康等问题、特殊人群（医疗工作者、孕妇及幼儿等）的预防工作均提出了管理措施。WHO指出，尽管2022年猴痘病例主要为MSM，但为防止猴痘病毒传播，一般人群应当关注居住地猴痘报告情况及特点，注意日常清洁卫生，避免与疑似或猴痘确诊病例亲密接触；若怀疑感染猴痘病毒，应当做到自我隔离，避免与他人亲密接触，然后寻求医疗帮助。

WHO提出，虽然天花疫苗对预防猴痘有效，但目前不需要也不建议进行大规模接种，对于病例接触者建议使用适当的第二代或第三代疫苗进行暴露后预防接种（首次暴露后4天内接种）；对暴露风险高的人进行一级预防接种，包括但不限于MSM或多性伴人群、高风险的卫生工作者、从事猴痘病毒工作的实验室人员、对猴痘进行诊断检测的临床实验人员及其他可能面临风险的人。截至2023年4月，全球猴痘疫苗的临床前研究主要由美国和中国开展。在已开展的临床前研究中，猴痘候选疫苗的技术路线为减毒活疫苗、亚单位疫苗、病毒载体疫苗及核酸疫苗（DNA疫苗和mRNA疫苗）。多项猴痘疫苗的临床前研究表明，不同类型的猴痘候选疫苗可对试验动物形成有效的免疫保护，免受来自猴痘病毒或牛痘病毒的攻击，为后续的猴痘疫苗临床研究提供良好的基础。目前，中国已有部分科研机构开展了猴痘疫苗的研发工作，主要研发类型为猴痘mRNA疫苗。截至2023年4月，全球猴痘疫苗的临床研究共有14项已开展。目前，已开展临床试验预防猴痘的疫苗共有2种，分别是丹麦的安卡拉-巴伐利亚北欧变种牛痘减毒活疫苗Modified Vaccinia Ankara-Bavarian Nordic（MVA-BN，商品名为JYNNEOS）和日本的第四代天花疫苗。JYNNEOS是美国食品药品监督管理局批准的可以预防猴痘的疫苗。

我国针对猴痘输入风险采取了系列防控措施，包括要求来自猴痘疫情发生国家、具有病例接触史或相关症状的人员入境时主动向海关申报并进行采样检测，来自猴痘疫情发生国家且有染疫或染疫嫌疑的交通运输工具的承运人及集装箱、货物的货主等责任人进行卫生处理。我国发布的《猴痘诊疗指南》（2022年版）中，特别针对医疗机构内感染预防与控制，从疑似病例和确诊病例隔离条件、医务人员防护标准、患者分泌物处理标准等方面提出建议。考虑猴痘最新流行病学特征和临床特征，为了做好猴痘"防输入、防传播"工作，结合目前已有的研究证据和指南已推荐的建议，提出防控建议：①海关关口严防输入，对重点人群加强监测，提倡来自高风险国家或有过风险行为的入境人员在入境前进行自我筛查；同时，应当加强在国家层面及个人层面的猴痘输入风险评估工具的研发，以便对各国或个体的猴痘输入风险进行评估；此外，加强入境口岸动物检疫工作，做好人员培训、物资准备、应急处置工作。②加强基层医疗卫生人员对于境外猴痘疫情流行特点及临床特征的知识培训，包括猴痘病例的临床特征、诊断与鉴别诊断、特殊人群的临床管理等，为保障入境后猴痘病例防控工作做好准备。③对MSM等高风险人群开展健康教育，包括减少前往疫情国家旅行、减少多性伴等不安全性行为。④警惕新型冠状病毒感染与猴痘共患，做好识别及管理工作。目前全球已有1例新型冠状病毒感染－猴痘共患病例，由于新型冠状病毒感染的流感样症状可能与猴痘病例中的发热、咽喉痛及肌肉酸痛等部分前驱症状类似，因此，新型冠状病毒检测阳性并不能排除猴痘病毒感染可能性，尤其MSM应当尽快进行猴痘病毒确诊检测，快速诊断措施在猴痘流行国家尤为重要。⑤由于猴痘病毒无症状感染者可能有一定的传染性，应当重视此类人群的识别及管理工作。建议MSM等高风险人群与病例有密切接触后尽快前往医疗机构进行实验室检测。⑥加强援外医务人员猴痘防控培训工作。我国援外医疗队应当严格按照防疫要求，在护理疑似或确诊猴痘病毒感染者或处理其标本时应严格实施个人防护措施，要避免接触啮齿类动物、非人灵长类动物和野生动物及其制品。及时开展医务人员培训，掌握猴痘检测技术和早期识别、诊断能力，并储备相应药品和物资。

第五节　效果评估

根据效果评估总体原则及WHO 2023年5月11日宣布猴痘疫情不再构成PHEIC来看，随着传播特征及高风险人群的确定，相关国家采取防控措施后，病例数下降即意味着猴痘全球防控得到了较好的效果。Majee等利用SEIR模型，加入疫苗接种和人群管控参数，通过计算避免感染比（Infected averted ratio，IAR）、增量成本效益比（incremental cost-effectiveness ratio，ICER）比较了接种疫苗、加强治疗及两种措施共有下的防控效果。研究发现，加强治疗的避免感染比和增量成本效益比均大于接种疫苗和共同措施。需要注意，猴痘病例数和重症比例下降为效果评估的一个方面，就个体防控来看，未来猴痘感染后长期健康影响也当纳入考虑。

在猴痘防控与管理中，接种疫苗的效果评估相较而言为重点。Van等报道第一代天花疫苗接种对中重症猴痘感染风险的有效性为58%（95% CI：17% ～ 78%）。Wolff等报道在男性人群中，调整混杂因素后，90天后单剂量皮下JYNNEOS疫苗有效性估计为86%（95% CI：59% ～ 95%）。Xu等利用meta分析报告，单剂JYNNEOS疫苗有效性为87%（95% CI：84% ～ 90%），两剂有效性为89%（95% CI：78% ～ 100%）。此外，Rosenberg等报道在男性人群中，1剂（≥14天前）或2剂联合调整JYNNEOS疫苗效力为75.7%（95% CI：48.5% ～ 88.5%），其中1剂为68.1%（95% CI：24.9% ～ 86.5%），2剂为88.5%（95% CI：44.1% ～ 97.6%）。而Deputy等的研究中，2剂JYNNEOS疫苗调整后疫苗有效性为66.0%（95% CI：47.4% ～ 78.1%），1剂疫苗有效性为35.8%（95% CI：22.1% ～ 47.1%）。

（杜　敏）

第九章　结核病防控与管理

第一节　疾病分布和负担

结核病（tuberculosis，TB）是由结核分枝杆菌（Mycobacterium tuberculosis，MTB）引起的一种古老的慢性感染性疾病，以肺结核最常见。该病临床多呈慢性过程，表现为长期低热、咳痰、咳血等。结核病可按临床症状、体征及细菌学检查结果等分为结核潜伏感染（latent tuberculosis infection，LTBI）、活动性结核病和非活动性结核病。

一、全球结核病的疾病分布和负担

结核病目前在全球范围内仍有较高的发病率和死亡率。据WHO估计，2021年，全球约有1060万人感染结核病，发病率为134/10万；160万人死于结核病，其中18.7万为HIV感染者或艾滋病患者。尽管结核病是一种可预防可治愈的疾病，但每年仍有150万人死于此病，使之成为世界上最大的传染病杀手。

结核病与贫困密切相关。全球30个结核病高负担国家集中分布在中低收入国家，整体估计的年结核病发病率约为

183/10万，而高收入国家估计的年发病率仅为10/10万。全球约一半的结核病患者分布在孟加拉国、中国、印度、印度尼西亚、尼日利亚、巴基斯坦、菲律宾和南非8个国家。在国家内部，结核病患者也主要为贫困人群。2021年，成年男性的结核病负担最高，占当年所有结核病患者数的56.5%。

据WHO统计，尽管2015—2021年结核病发病人数减少了10%，但由于新型冠状病毒感染疫情影响，2020—2021年结核病发病人数增加了4.5%，成为除新型冠状病毒感染外造成死亡的首要单一传染病。2020—2021年，耐药性结核病患者也有所增加，从2020年的43.7万例上升至2021年的45.0万例。这种上升可能是新型冠状病毒感染大流行对结核病病例的发现造成了阻碍。

二、我国结核病的疾病分布和负担

据国家卫生健康委员会疾病预防控制局最新数据显示，2021年我国法定报告肺结核发病人数为64.0万，发病率为45.4/10万；死亡人数为1763人，死亡率为0.13/10万。我国是全球30个结核病高负担国家之一，疾病负担居全球第2位。

2010年，第五次全国结核病流行病学调查通过多阶段分层整群等比例随机抽样方法，在全国共抽取176个流调点。调查对象为流调点15岁及以上的常住人口，共筛检252 940人。经X线胸片检查，以及进一步的痰涂片检查和痰培养方法，调查发现，活动性肺结核患者共1310例。乡村人口的活动性、涂阳和菌阳肺结核患病率均高于城镇人口，西部地区活动性、涂阳和菌阳肺结核患病率均高于中部地区，东部地区最低。调查还显示，活动性肺结核患病率随年龄增长呈上升趋势，75～80岁达到高峰，各年龄段男性患病率均高于女性。相较于2000年第四次全国结核病流行病学调查结果，2010年我国活动性结核病患病率呈下降趋势，活动性肺结核患病率年递降率为0.2%。

通过对1990年、2000年和2010年三次全国结核病流行病学抽样调查数据进行分析，结果发现，20年来我国结核病患者的异烟肼和链霉素初始耐药率呈上升趋势，利福平获得性耐药率呈先上升后下降趋势，但均高于10.0%。

第二节　风　险　评　估

现有针对结核病的传播风险评估侧重评价重点场所、重点人群的感染风险，如定点医疗机构的医务人员、学校学生等。

一、医疗机构医务人员结核病感染风险评估

国内外研究显示，在结核病高流行的中低收入国家，医务人员感染结核病的风险较高。2010年全国第五次结核病流行病学调查显示，人群活动性肺结核的患病率为459/10万，

而我国相关研究开展的调查结果显示，医务人员结核病患病率为415/10万～2240/10万。

根据不同的工作地点和职业类别，医务人员结核病的感染风险有所不同。有研究评估了结核病医院护士结核病感染和发病风险，结果显示，结核科护士的结核病发病率为57.1%，高于肿瘤科（28.6%）和后勤科室护士（14.3%）。

二、学校学生结核病感染风险评估

学生在家庭生活和学校学习之间来回切换，接触人群广泛。结核病主要经呼吸道传播，MTB可随着开放性肺结核患者的咳嗽、喷嚏、说话扩散到空气中，学校集体生活环境为MTB传播提供了可能。由于学生普遍学业压力较大，缺乏体育锻炼，且免疫系统仍在发育过程中，造成机体免疫力不足；再加上学习生活环境拥挤、通风不良，一旦出现结核病传染来源，极易引发聚集性疫情。

戚巍等采用专家会商法构建了学校结核病聚集性疫情的风险评估指标体系，该指标体系包括4个一级评估指标和26个二级评估指标，主要涉及传染来源、传播方式、人群易感性和防控措施4个方面。该指标体系认为疫情漏报、病情隐瞒和发现延迟是造成学校结核病聚集性疫情的极高风险因素，而学校各方面的防控措施是导致结核病聚集性疫情的高风险因素。

第三节　监 测 预 警

一、全国结核病监测系统

在与结核病斗争的近几十年来，我国结核病监测系统不断发展、完善、升级，其发展历程可分为以下4个阶段。

（一）建立前期（1934—1981年）

1934年，中国防痨协会总会在上海创办了第一、第二和第三防痨门诊，对发现的结核病患者进行登记，是我国最早的对结核病患者的信息登记。1935年，北平第一卫生事务所开办了结核门诊，并对肺结核患者的诊疗信息进行登记，开创了我国结核病管理信息监测的先河。新中国成立后，随着不住院化疗工作的开展，我国多个省逐步对不住院化疗患者开展登记工作，但尚未形成统一标准。

（二）建立初期：年度监测报告系统时期（1982—1991年）

1982年7月，卫生部发布《1981—1990年全国结核病防治工作规划》，要求全国各级结核病防治机构按照统一制定的病例登记报告卡，建立结核病登记报告和转诊制度，至此全国开始建立结核病疫情年报系统，收集以省市为单位的年底登记患者数和年内新登记患者数。

1986年年初，全国结核病防治业务会议提出，在全国范围内有重点地开展结核病监测。此后，全国约20个省、市、自治区，50个县、区的2600余万人口组成全国结核病监测研究协作组，系统地以监测点为依托开展结核病监测工作。监测内容包括结核病流行病学监测和结核病防治措施监测。

（三）发展阶段：年度报告转变时期（1992—2005年）

1992年，全国在13个省实施现代结核病控制策略（directly-observed treatment strategy，DOTS）。同时，这些省开始使用标准化的结核病患者登记、治疗和管理的表、本和卡，利用"三本"（初诊患者登记本、结核病患者登记本和痰菌实验室检查登记本）填写肺结核可疑症状者的就诊信息，以及确诊患者的诊断、登记、治疗、随访检查和治疗转归等信息。此外，还包括免费药品、督导、培训、健康教育等与结核病防治相关的规划活动信息。至此，全国结核病疫情监测报告制度逐渐从年度报告转变为季度报告。

2002年，中国疾病预防控制中心结核病预防控制中心成立，将结核病监测作为全国结核病防治工作的基础性工作和优先发展领域，并进一步推动了季报制度在全国范围内实施。至2005年，全国所有县、区全面覆盖了结核病监测季报制度，国家级、省级结核病规划管理单位开始了结核病季度资料分析工作，并发布季度和年度的结核病防治工作报告。

（四）网格化结核病管理信息监测（2005年至今）

2004年，我国基于互联网建立了全国传染病网络直报系统，随后于2005年，启用了与之互联互通的结核病管理信息系统，实现了结核病管理信息的网络直报。结核病管理信息系统由全国各结核病定点医疗机构和防治机构根据结核病患者的诊断、治疗、管理和转归等相关病案记录信息及时录入，除纳入结核病规划管理的肺结核患者信息和规划管理信息外，还对肺外结核患者的诊断信息进行收集和录入，从而实现了我国结核病防治信息的个案实时管理。

通过对结核病管理信息系统的不断优化和升级，2009年，该系统还扩展了对于流动人口、MTB/HIV双重感染和耐药患者信息的监测，并加强了系统的统计和产出功能。

二、治疗药物监测

治疗药物监测（therapeutic drug monitoring，TDM）是指通过测定患者体内的药物暴露、药理标志物或药效指标，利用定量药理模型，以药物治疗窗为基准，制订适合患者的个体化给药方案。其核心是个体化药物治疗。考虑到结核病患者由于个体差异、药品毒性、耐药等多种原因会影响治疗效果，而结核病治疗对终结结核病流行起关键性作用，目前WHO推荐将TDM作为指导合理使用抗结核药品的手段之一。但目前全球尚无抗结核药品TDM的相关技术指南。

第四节 防控策略

根据《结核病防治管理办法》（2013年），我国结核病防治工作坚持"预防为主、防治结合"的方针，建立政府组织领导、部门各负其责、全社会共同参与的结核病防治机制。整体防治策略以及时发现患者、规范治疗管理和关怀救助为重点。

一、控制传染来源

（一）多途径发现病例

能够排出MTB的肺结核患者是本病的主要传染来源，传染性以痰涂片阳性患者最高。我国发现结核病患者的主要方式包括因症就诊、患者追踪、重点人群检查。发现病例手段包括结核菌素皮肤试验（tuberculin skin test，TST）、γ干扰素释放试验（interferon-gamma release assay，IGRA）、影像学检查、痰涂片检查和痰培养、MTB核酸检测及结核病组织病理学检查等。

根据《结核病防治管理办法》《关于进一步加强结核病防治工作的通知（2016年）》《遏制结核病行动计划（2019—2022年）》等政策文件要求，各级各类医疗机构医务人员需强化对肺结核可疑症状者的认知和识别意识，对咳嗽、咳痰2周以上的患者必须开展结核病筛查，并及时报告发现的结核病患者和疑似患者，转诊至定点医疗机构按有关技术规范进行诊断和治疗。

除最大限度地发现可疑症状患者外，对重点人群进行结核病筛查也是结核病防治工作中的关键内容。结核病筛查的重点人群包括结核病密切接触者、HIV携带者/AIDS患者、65岁以上老年人、糖尿病患者、学校入学新生、监管场所入监人群和流动人口等。

县级定点医疗机构负责对所有肺结核患者进行痰涂片和痰培养检测，对病原学检查阳性肺结核患者和耐多药肺结核高危人群进行耐药筛查，并将耐多药肺结核疑似患者转至地市级定点医疗机构进行耐药检测和诊断。

（二）尽早尽快治疗患者

结核病患者的化疗原则是早期、规律、全程、适量、联合用药。我国对结核病确诊患者提供免费的统一标准化疗方案所需的抗结核药物，以及治疗期间的3次痰涂片随访检查、疗程结束时的1次胸部X线片检查。各类患者的治疗以不住院化疗为主，采用国家标准化疗方案，在当地结防机构接受规范的治疗管理。为保证非住院化疗患者的规律用药，建议以医务人员为主，对肺结核患者开展直接面视下服药（directly observed treatment，DOT）。

二、切断传播

各级各类医疗卫生机构应通过多种平台广泛开展结核病防治的宣传教育，应根据不同的宣教对象选取有针对性的宣教内容。如对结核病患者及其家属宣传结核病防治政策、卫生习惯、耐药性结核等知识，对易患结核病重点人群重点宣传结核病预防措施、筛查、预防性用药等。

三、保护易感人群

新生儿出生时接种卡介苗后可获得有限的抵抗MTB感染的免疫力。我国将卡介苗接种纳入了国家免疫规划。

结核病是全球AIDS相关死亡的最普遍原因，即使针对HIV的抗病毒治疗已经得到普及。有数据显示，HIV/AIDS患者发生活动性结核病的风险是未感染者的20倍。早在2011年，WHO就发布了相关指南，建议对HIV/AIDS患者进行抗结核预防性治疗。

第五节　效果评估及未来的控制目标

2014年和2015年，WHO和联合国所有成员承诺，通过WHO的终止结核病战略（End TB Strategy）和联合国的可持续发展目标（sustainable development goals，SDGs）来终止结核病流行。为实现这个美好愿景，战略设定了2020年和2025年的里程碑，以及2030年和2035年的阶段性目标。

终止结核病战略概览

愿景：一个没有结核病的世界——由结核病引起的死亡、疾病和灾难为零

目的

	2020年	2025年	2030年	2035年
与2015年相比，因结核病死亡人数下降	35%	75%	90%	95%
与2015年相比，结核病发生率下降	20%	50%	80%	90%
受结核病影响的家庭发生灾难性卫生支出的比例（2015年水平未知）	0	0	0	0

原则

· 由政府主导监督和评价的管理和责任制度。

· 与民间社会组织和社区组成强有力的联盟。

· 保护和促进人权、道德和公平。

· 在全球合作的背景下，各国实施战略和目标。

战略框架

1. 以患者为中心的综合护理和预防

（1）提供结核病的早期诊断，包括药物敏感试验以及接触者和高危人群的系统筛查

（2）为所有结核病患者，包括耐药性结核病患者，提供治疗和患者支持

（3）联合开展结核病/艾滋病防控行动以及合并症管理

（4）对高危人群进行预防性治疗，并接种结核病疫苗

2. 鲜明的政策和支持体系

（1）承诺为结核病治疗和预防提供充足的资源

（2）社区、民间社会组织以及公立和私立医疗机构共同参与

（3）制定全民健康覆盖政策，以及病例上报、死亡登记、药品质量和合理使用、感染控制监管框架

（4）采取社会保护、消除贫困和其他针对结核病决定因素的行动

3. 强化研究和创新

（1）发现、开发和迅速应用新工具、干预措施和战略

（2）开展有关优化措施实施效果和促进创新的研究

　　WHO 自 1997 年开始发布年度全球结核病报告，报告目的为提供一个全面的、新进的结核病流行状况评估和全球、区域及国家应对结核诊治的全球承诺和战略目标。自 2016 年以来，WHO 将"终止结核病"战略的 3 个指标纳入年度全球结核病报告，并借此来对各国防控结核病的效果进行评估。为了进一步加大结核病防治力度，WHO 于 2017 年召开了终结结核病全球部长级会议，发表了《遏制结核病莫斯科宣言》。随后，联合国于 2018 年 9 月 26 日举办了首届结核病防治高级别会议，会议主要成果是一项政治宣言，重申了 SDGs 和终止结核病战略的现有承诺，并首次确定了为结核病预防、护理和研究筹集资金，以及设立结核病感染和疾病治疗人数的全球目标（表 9-1）。

表9-1　2018年首届联合国结核病防治高级别会议制定的全球目标

指标	目标
2018年至2022年（5年内）接受治疗的结核病患者例数	4000万例患者（包括350万儿童），其中有150万耐药结核病病例（包括11.5万例耐药结核病儿童）
2018年至2022年（5年内）接受结核病预防性治疗者例数	至少3000万人，包括400万名与结核病患者有家庭接触的5岁以下的儿童；2000万名与结核病患者有家庭接触的老年人；600万例HIV感染者
为普及结核病的高质量预防、诊断、治疗和护理提供年度资金	截至2022年，每年至少130亿美元
结核病研究的年度资助	2018年至2022年这5年内，每年20亿美元

尽管各国在终结结核病方面取得了显著进展，但据全球结核病报告显示，在新型冠状病毒感染疫情发生之前，多数WHO区域和结核病高负担国家无法到达"终止结核病"战略的2020年里程碑。2019年，全球结核病发病率为130/10万，较2015年下降9%，远低于2020年里程碑设立的20%；因结核病死亡人数为140.8万，较2015年减少14%，远低于2020年里程碑设立的35%；约49%的结核病患者家庭出现了灾难性卫生支出（基于17个国家的调查数据）。据国家卫生健康委疾病预防控制局统计，2015—2020年，我国全国报告结核病发病率从2015年的63.4/10万下降至2020年的47.8/10万，下降了24.7%；死亡人数从2015年的2280人下降至2020年的1919人，下降了15.8%，达成第一个指标的2020年里程碑。

新型冠状病毒感染疫情严重影响了结核病病例的发现和治疗，使全球截至2019年取得的进展已经放缓、停滞甚至逆转，全球终结结核病进程已偏离了轨道。为了扭转新型冠状病毒感染疫情带来的影响，以及总结首届联合国结核病问题高级别会议举办以来（2018—2022年）目标的进展情况，联合国于2023年9月22日召开第二届结核病防治高级别会议，主题为"推进科学、金融和创新及其惠益，紧急终止全球结核病流行，特别是确保公平获得预防、检测、治疗和护理"。会议重申了SDGs和《终止结核病战略》的承诺，并基于会议前"WHO总干事旗舰计划"中加速终止结核病进展的内容，提出了2023—2027年推动终止结核病进程的目标（表9-3）。新目标重点强调使人人能够获得WHO建议的高质量结核病预防和治疗、推进新型结核病疫苗的研究，以及为结核病研究与创新提供持续和充足的资金。

表9-2 2023年第二届联合国结核病防治高级别会议制定的全球目标

指标	2023-2027年目标
所有人可获得WHO推荐的结核病治疗	90%患者可获得结核病治疗
所有人可获得WHO推荐的快速诊断试验	100%患者可获得WHO推荐的诊断试验
所有人可获得结核病预防性治疗	90%患者可获得结核病预防性治疗
结核病脆弱人群的经济风险保护	100%符合条件的患者可获得一揽子保健和社会福利，以避免因结核病遭受经济困难
批准一种新型结核病疫苗以加速结核病发病率的下降（过程指标）	5年内批准至少1种新型结核病疫苗
为结核病卫生服务、研究和创新提供持续和充足的资金（过程目标）	5年内每年50亿美元，至2027年共220亿美元

（汪亚萍）

参 考 文 献

［1］李立明，詹思延，叶冬青，等. 流行病学［M］. 8版. 北京：人民卫生出版社，2017.

［2］李兰娟，任红. 传染病学［M］. 8版. 北京：人民卫生出版社出版，2013.

［3］周宇辉. 我国传染病流行现状与防控体系建设研究［J］. 中国卫生政策研究，2023，16（4）：74-78.

［4］谭红专. 现代流行病学［M］. 北京：人民卫生出版社，2018.

［5］董柏青，景怀琦，林玫，等. 传染病预防控制技术与实践［M］. 2版. 北京：人民卫生出版社，2020.

［6］董晨，张欢，莫兴波. 传染病流行病学［M］. 苏州：苏州大学出版社，2018.

［7］朱凤才，沈孝兵. 公共卫生应急——理论与实践［M］. 南京：东南大学出版社，2017.

［8］陈祥生，姜婷婷. 我国性传播疾病的流行与防治［J］. 皮肤科学通报，2021，38（1）：1-7，105.

［9］张松. 性传播疾病概论［J］. 中国实用乡村医生杂志，2018，25（1）：7-9.

［10］方美玉，林立辉，刘建伟. 虫媒传染病［M］. 北京：军事医学科学出版社，2005.

［11］刘起勇. 新时代媒介生物传染病形势及防控对策［J］. 中国媒介生物学及控制杂志，2019，30（1）：1-6，11.

［12］蔡毅. 全球公共卫生安全能力评估标准——基于中国抗击新冠肺炎疫情实践的启示［J］. 中国行政管理，2021（6）：145-154.

［13］DU XL，ZHAO XR，GAO H，et al. Analysis of monitoring, early warning and emergency response system for new major infectious diseases in China and overseas［J］. Curr Med Sci, 2021，41（1）：62-68.

［14］张文婷. 我国地方政府应对重大及以上传染病突发公共卫生事件能力研究［D］. 长春：中共吉林省委党校（吉林省行政学院），2022.

［15］冯子健. 传染病突发事件处置［M］. 北京：人民卫生出版社，2012.

［16］孙成玺. 山东省2006-2007年突发公共卫生事件分析及报告、处置状况评估［D］. 济南：山东大学. 2008.

［17］康良钰，刘珏，刘民. 传染病风险评估方法研究进展［J］. 中国公共卫生，2021，37（10）：1454-1458.

［18］中华医学会肝病学分会，中华医学会感染病学分会. 慢性乙型肝炎防治指南（2022年版）［J］. 中华传染病杂志，2023，41（1）：3-28.

［19］刘珏，刘民. 我国实现WHO 2030年消除乙型肝炎目标的进展与挑战［J］. 中华流行病学杂志，2019，40（6）：605-609.

［20］LIU Z，LIN C，MAO X，et al. Changing prevalence of chronic hepatitis B virus infection in China between 1973 and 2021：a systematic literature review and meta-analysis of 3740 studies and 231 million people［J］. Gut，2023：gutjnl-2023-330691.

［21］FAN R，CHEN L，ZHAO S，et al. Novel，high accuracy models for hepatocellular carcinoma prediction based on longitudinal data and cell-free DNA signatures［J］. J Hepatol, 2023：S0168-8278（23）00416-6.

［22］王遵伍，刘慧君，王莹. 中国艾滋病流行的空间分布及集聚特征［J］. 中国公共卫生，2019，35（12）：1593-1597.

［23］何纳. 中国艾滋病流行新变化及新特征［J］. 上海预防医学，2019，31（12）：963-967.

［24］王丽艳，秦倩倩，丁正伟，等. 中国艾滋病全国疫情数据分析［J］. 中国艾滋病性病，2017，23（4）：330-333.

［25］郝阳，崔岩，孙新华，等. "四免一关怀"政策实施十年来中国艾滋病疫情变化及特征分析［J］. 中华疾病控制杂志，2014，18（5）：369-374.

［26］王晨，李现红，罗园，等. HIV感染风险评估工具研究进展［J］. 中国艾滋病性病，2022，28（5）：621-624.

［27］MENZA TW，HUGHES JP，CELUM CL，et al. Prediction of HIV acquisition among men who have sex with men［J］. Sex Transm Dis，2009，36（9）：547-555.

［28］SMITH DK，PALS SL，HERBST JH，et al. Development of a clinical screening index predictive of incident HIV infection among men who have sex with men in the United States［J］. J Acquir Immune Defic Syndr，2012，60（4）：421-427.

［29］HOENIGL M，WEIBEL N，MEHTA SR，et al. Development and validation of the San Diego Early Test Score to predict acute and early HIV infection risk in men who have sex with men［J］. Clin Infect Dis，2015，61（3）：468-475.

［30］SCOTT H，VITTINGHOFF E，IRVIN R，et al. Development and Validation of the Personalized Sexual Health Promotion（SexPro）HIV Risk Prediction Model for Men Who Have Sex with Men in the United States［J］. AIDS Behav，2020，24（1）：274-283.

［31］JONES J，HOENIGL M，SIEGLER AJ，et al. Assessing the performance of 3 human immunodeficiency virus incidence risk scores in a cohort of black and white men who have sex with men in the south［J］. Sex Transm Dis，2017，44（5）：297-302.

［32］王宋兴，曾劲峰，杨爱莲，等. 深圳地区无偿献血者HIV感染情况调查分析及输血残余风险评估［J］. 中国输血杂志，2012，25（7）：674-676.

［33］刘览，钟斐，程伟彬，等．基于Delphi法的MSM人群艾滋病感染风险指标体系［J］．中国艾滋病性病，2012，18（12）：836-839.

［34］吕繁，刘中夫，孙新华．中国艾滋病监测现状及近期监测工作要点［J］．中国艾滋病性病，2002，（6）：321-324.

［35］郑锡文．加强我国艾滋病性病综合监测能力［J］．中国预防医学杂志，2001（1）：6-7.

［36］曾光．第二代HIV/艾滋病监测［J］．中国性病艾滋病防治，1998（2）：3-4，7.

［37］景军．中国艾滋病疫情监测状况［J］．中国艾滋病性病，2005（6）：446-448.

［38］WU Z，WANG Y，DETELS R，et al. HIV/AIDS in China［M］. Singapore：Springer Singapore，2017.

［39］廖玲洁，邢辉．中国艾滋病病毒耐药监测回顾与展望［J］．中国艾滋病性病，2023，29（2）：127-131. DOI：10. 13419/j. cnki. aids. 2023.02.01.

［40］吴尊友．我国实现艾滋病防治策略三个90%的进展与挑战［J］．中华疾病控制杂志，2016，20（12）：1187-1189.

［41］张福杰，赵燕，马烨，等．中国免费艾滋病抗病毒治疗进展与成就［J］．中国艾滋病性病，2022，28（1）：6-9.

［42］张福杰，文毅，于兰，等．艾滋病的抗病毒治疗与我国的免费治疗现状［J］．科技导报，2005，23（7）：24-29.

［43］中华医学会感染病学分会艾滋病丙型肝炎学组，中国疾病预防控制中心．中国艾滋病诊疗指南（2021年版）［J］．协和医学杂志，2022，13（2）：203-226.

［44］JIANG Y，WANG M，NI M，et al. HIV-1 incidence estimates using IgG-capture BED-enzyme immunoassay from surveillance sites of injection drug users in three cities of China［J］. Aids，2007，21 Suppl 8：S47-51.

［45］李萌萌，张景慧，陈延平．艾滋病防控策略回顾［J］．疾病预

防控制通报，2023，38（2）：85-88.

［46］张路坤，王辉. 中国HIV暴露前预防用药专家共识（2023版）
　　　［J］. 中国艾滋病性病，2023，29（9）：954-961.

［47］徐俊杰，黄晓婕，刘昕超，等. 中国HIV暴露前预防用药专家
　　　共识［J］. 中国艾滋病性病，2020，26（11）：1265-1271.

［48］杨民，徐克沂. HIV暴露后预防［J］. 中国艾滋病性病，2004
　　　（5）：396-398.

［49］KATZ M H，GERBERDING J L. Postexposure treatment of
　　　people exposed to the human immunodeficiency virus through
　　　sexual contact or injection-drug use［J］. N Engl J Med，1997，
　　　336（15）：1097-1100.

［50］KUHAR D T，HENDERSON D K，STRUBLE K A，et al.
　　　Updated US Public Health Service guidelines for the management
　　　of occupational exposures to human immunodeficiency virus
　　　and recommendations for postexposure prophylaxis［J］. Infect
　　　Control Hosp Epidemiol，2013，34（9）：875-892.

［51］BROYLES L N，LUO R，BOERAS D，et al. The risk of sexual
　　　transmission of HIV in individuals with low-level HIV viraemia：a
　　　systematic review［J］. Lancet，2023，402（10400）：464-471.

［52］甘秀敏，赵德才，赵燕，等. 2003−2021年我国艾滋病抗病毒
　　　治疗工作进展情况分析［J］. 中国艾滋病性病，2022，28（6）：
　　　642-646.

［53］刘巧，刘珏. 全球疟疾流行病学研究进展［J］. 中国公共卫
　　　生，2023，39（4）：509-513.

［54］LIU Q，JING W，KANG L，et al. Trends of the global，
　　　regional and national incidence of malaria in 204 countries from
　　　1990 to 2019 and implications for malaria prevention［J］. J
　　　Travel Med，2021，28（5）：taab046.

［55］陈田木，张少森，周水森. 疟疾再传播风险评估方法与指标参
　　　数的研究进展［J］. 中国寄生虫学与寄生虫病杂志，2017，35

（5）：489-494.

［56］莫世华，姚立农. 疟疾的监测和预测预警［J］. 现代实用医学，2006（11）：844-846.

［57］周升. 监测与响应：中国消除疟疾后的核心干预措施［J］. 中国血吸虫病防治杂志，2022，34（2）：112-114.

［58］LADNYJ ID，ZIEGLER P，KIMA E. A human infection caused by Monkeypox virus in Basankusu Territory，Democratic Republic of the Congo［J］. Bull World Health Organ，1972，46（5）：593-597.

［59］DURSKI K N，MCCOLLUM A M，NAKAZAWA Y，et al. Emergence of Monkeypox - West and Central Africa，1970-2017［J］. MMWR Morb Mortal Wkly Rep，2018，67（10）：306-310.

［60］CENTERS FOR DISEASE CONTROL AND PREVENTION（CDC）. Update：multistate outbreak of monkeypox--Illinois，Indiana，Kansas，Missouri，Ohio，and Wisconsin，2003［J］. MMWR Morb Mortal Wkly Rep，2003，52（27）：642-646.

［61］NG OT，LEE V，MARIMUTHU K，et al. A case of imported Monkeypox in Singapore［J］. Lancet Infect Dis，2019，19（11）：1166.

［62］VAUGHAN A，AARONS E，ASTBURY J，et al. Two cases of monkeypox imported to the United Kingdom，September 2018［J］. Euro Surveill，2018，23（38）：1800509.

［63］EREZ N，ACHDOUT H，MILROT E，et al. Diagnosis of imported Monkeypox，Israel，2018［J］. Emerg Infect Dis，2019，25（5）：980-983.

［64］ISIDRO J，BORGES V，PINTO M，et al. Phylogenomic characterization and signs of microevolution in the 2022 multi-country outbreak of monkeypox virus［J］. Nat Med，2022，28（8）：1569-1572.

[65] OSADEBE L, HUGHES CM, SHONGO LUSHIMA R, et al. Enhancing case definitions for surveillance of human monkeypox in the Democratic Republic of Congo [J]. PLoS Negl Trop Dis, 2017, 11 (9): e0005857.

[66] JEŽEK Z, SZCZENIOWSKI M, PALUKU KM, et al. Human Monkeypox: clinical features of 282 patients [J]. J Infect Dis, 1987, 156 (2): 293-298.

[67] WHITEHOUSE ER, BONWITT J, HUGHES CM, et al. Clinical and epidemiological findings from enhanced Monkeypox surveillance in Tshuapa province, democratic republic of the Congo during 2011-2015 [J]. J Infect Dis, 2021, 223 (11): 1870-1878.

[68] YINKA-OGUNLEYE A, ARUNA O, DALHAT M, et al. Outbreak of human monkeypox in Nigeria in 2017-18: a clinical and epidemiological report [J]. Lancet Infect Dis, 2019, 19 (8): 872-879.

[69] GIROMETTI N, BYRNE R, BRACCHI M, et al. Demographic and clinical characteristics of confirmed human Monkeypox virus cases in individuals attending a sexual health Centre in London, UK: an observational analysis [J]. Lancet Infect Dis, 2022, 22 (9): 1321-1328.

[70] PATEL A, BILINSKA J, TAM JCH, et al. Clinical features and novel presentations of human Monkeypox in a central London Centre during the 2022 outbreak: descriptive case series [J/OL]. BMJ, 2022, 378: e072410.

[71] PHILPOTT D, HUGHES CM, ALROY KA, et al. Epidemiologic and clinical characteristics of Monkeypox cases-United States, May 17-July 22, 2022 [J]. MMWR Morb Mortal Wkly Rep, 2022, 71 (32): 1018-1022.

[72] THORNHILL JP, BARKATI S, WALMSLEY S, et al.

Monkeypox Virus infection in humans across 16 countries-April-June 2022 [J]. N Engl J Med, 2022, 387（8）: 679-691.

[73] DOSHI RH, ALFONSO VH, MORIER D, et al. Monkeypox rash severity and animal exposures in the democratic republic of the Congo [J]. EcoHealth, 2020, 17（1）: 64-73.

[74] PEREZ DUQUE M, RIBEIRO S, MARTINS JV, et al. Ongoing monkeypox virus outbreak, Portugal, 29 April to 23 May 2022 [J]. Euro Surveill, 2022, 27（22）: 2200424.

[75] MINHAJ FS, OGALE YP, WHITEHILL F, et al. Monkeypox Outbreak - Nine States, May 2022 [J]. MMWR Morb Mortal Wkly Rep, 2022, 71（23）: 764-769.

[76] MAHASE E. Seven monkeypox cases are confirmed in England[J]. BMJ, 2022, 377: o1239.

[77] FERRARO F, CARAGLIA A, RAPITI A, et al. Letter to the editor: multiple introductions of MPX in Italy from different geographic areas [J]. Euro Surveill, 2022, 27（23）: 2200456.

[78] HOFF NA, DOSHI RH, COLWELL B, et al. Evolution of a disease surveillance system: an increase in reporting of human Monkeypox disease in the democratic republic of the Congo, 2001-2013 [J]. Int J Trop Dis Health, 2017, 25（2）: IJTDH. 35885.

[79] 刘亚兰，孙庆云，陈志美，等. 中国大陆首例猴痘确诊病例收治隔离病房污染状况 [J]. 中华医院感染学杂志，2023，33（14）: 2200-2203.

[80] 胡学锋，邱文毅，罗亚洲，等. 全球猴痘疫情发展及我国输入性病例的流行病学分析 [J]. 中国国境卫生检疫杂志，2023，46（2）: 122-126.

[81] AMER F, KHALIL HES, ELAHMADY M, et al. Mpox: Risks and approaches to prevention [J]. J Infect Public Health, 2023, 16（6）: 901-910.

［82］YUAN P，TAN Y，YANG L，et al．Assessing transmission risks and control strategy for monkeypox as an emerging zoonosis in a metropolitan area［J］．J Med Virol，2023，95（1）：e28137．

［83］GAO J，ZHOU C，LIANG H，et al．Monkeypox outbreaks in the context of the COVID-19 pandemic：Network and clustering analyses of global risks and modified SEIR prediction of epidemic trends［J］．Front Public Health，2023，11：1052946．

［84］DU M，ZHANG SM，SHANG WJ，et al．2022 Multiple-country Monkeypox Outbreak and Its Importation Risk into China：An Assessment Based on the Risk Matrix Method［J］．Biomed Environ Sci，2022，35（10）：878-887．

［85］HUANG Q，SUN Y，JIA M，et al．Risk assessment for cross-border transmission of multi-country Mpox outbreaks in 2022［J］．J Infect Public Health，2023，16（4）：618-625．

［86］ZUCKER R，LAVIE G，WOLFF-SAGY Y，et al．Risk assessment of human mpox infections：retrospective cohort study［J］．Clin Microbiol Infect，2023，29（8）：1070-1074．

［87］于欣，姜永莉，李忠起，等．猴痘病毒的流行现状与我国口岸防控应对策略［J］．口岸卫生控制，2022，27（4）：14-17．

［88］郑杰滔，袁依凡，李莉．基于百度指数的2022年全球猴痘疫情网络舆情研究［J］．现代医药卫生，2023，39（10）：1626-1629．

［89］YAN W，DU M，QIN C，et al．Association between public attention and monkeypox epidemic：A global lag-correlation analysis［J］．J Med Virol，2023，95（1）：e28382．

［90］王铭婷，崔富强．猴痘的流行病学特征及预防控制现状［J］．江苏预防医学，2023，34（1）：8-11．

［91］吕诗韵，卢佳，李新国，等．猴痘病毒及其疫苗的研究进展［J］．中国生物制品学杂志，2022，35（12）：1409-1413．

[92] DE BAETSELIER I, VAN DIJCK C, KENYON C, et al. Retrospective detection of asymptomatic monkeypox virus infections among male sexual health clinic attendees in Belgium[J]. Nat Med, 2022, 28 (11): 2288-2292.

[93] 张漫, 刘永红, 于洋, 等. 北京市援非医疗队猴痘防控策略分析 [J]. 首都公共卫生, 2023, 17 (2): 125-127.

[94] MAJEE S, JANA S, KAR TK. Dynamical analysis of monkeypox transmission incorporating optimal vaccination and treatment with cost-effectiveness [J].   Chaos, 2023, 33 (4): 043103.

[95] van EWIJK CE, MIURA F, VAN RIJCKEVORSEL G, et al. Mpox outbreak in the Netherlands, 2022: public health response, characteristics of the first 1, 000 cases and protection of the first-generation smallpox vaccine [J]. Euro Surveill, 2023, 28 (12): 2200772.

[96] WOLFF SAGY Y, ZUCKER R, HAMMERMAN A, et al. Real-world effectiveness of a single dose of mpox vaccine in males [J]. Nat Med, 2023, 29 (3): 748-752.

[97] XU M, LIU C, DU Z, et al. Real-world effectiveness of monkeypox vaccines: a systematic review [J]. J Travel Med, 2023, 30 (5): taad048.

[98] ROSENBERG ES, DORABAWILA V, HART-MALLOY R, et al. Effectiveness of JYNNEOS Vaccine Against Diagnosed Mpox Infection - New York, 2022 [J]. MMWR Morb Mortal Wkly Rep, 2023, 72 (20): 559-563.

[99] DEPUTY NP, DECKERT J, CHARD AN, et al. Vaccine Effectiveness of JYNNEOS against Mpox Disease in the United States [J]. N Engl J Med, 2023, 388 (26): 2434-2443.

[100] FURIN J, COX H, PAI M. Tuberculosis [J]. Lancet, 2019, 393 (10181): 1642-1656.

［101］王黎霞，成诗明，陈明亭，等. 2010年全国第五次结核病流行病学抽样调查报告［J］. 中国防痨杂志，2012，34（8）：485-508.

［102］陈诚，李仁忠，陈明亭，等. 全国结核病流行病学抽样调查及各省耐药监测中耐药结核病疫情资料分析［J］. 疾病监测，2013，28（4）：265-268.

［103］JOSHI R，REINGOLD AL，MENZIES D，et al. Tuberculosis among health-care workers in low- and middle-income countries：a systematic review［J］. PLoS Med，2006，3（12）：e494.

［104］耿梦杰，宋渝丹，赵飞，等. 国内外医务人员结核感染控制现状的比较研究［J］. 中国防痨杂志，2013，35（8）：581-586.

［105］孙娟，卞雅彬，马丽萍，等. 结核病医院护士结核潜伏感染和发病风险的评估［J］. 中国医刊，2019，54（6）：670-673.

［106］成君，陆伟.《基层医疗卫生机构结核感染预防与控制指南》解读［J］. 中国防痨杂志，2022，44（8）：762-767.

［107］戚巍，王矗. 辽宁省学校结核病聚集性疫情的风险评估指标体系研究［J］. 结核病与肺部健康杂志，2015，4（1）：9-12.

［108］全国结核病监测研究协作组，端木宏谨，肖成志，等. 结核病监测工作报告［J］. 中国防痨通讯，1989（1）：11-12.

［109］全国结核病监测研究协作组，宋文虎，端木宏谨，等. 全国结核病监测工作（1986—1988）［J］. 中国防痨通讯，1990（3）：97-100.

［110］李涛，杜昕，陈伟，等. 中国结核病管理信息监测与监控的回顾与展望［J］. 中国防痨杂志，2020，42（7）：657-661.

［111］杜昕，黄飞，陈伟，等. 我国结核病监测工作的发展与改进［J］. 中国防痨杂志，2012，34（12）：757-759.

［112］戴志澄，肖东楼，万利亚. 中国防痨史［M］. 北京：人民卫生出版社，2013：139，142-145.

［113］HUANG F，CHENG S，DU X，et al. Electronic recording

and reporting system for tuberculosis in China: experience and opportunities〔J〕. J Am Med Inform Assoc, 2014, 21（5）: 938-941.

〔114〕张相林, 缪丽燕, 陈文倩. 治疗药物监测工作规范专家共识（2019版）〔J〕. 中国医院用药评价与分析, 2019, 19（8）: 897-898＋902.

〔115〕王乐乐, 杨松, 唐神结. 治疗性药物监测在结核病治疗中的应用进展〔J〕. 中国防痨杂志, 2021, 43（3）: 285-290.

〔116〕赵红敏. 结核病防治与健康教育〔J〕. 世界最新医学信息文摘, 2018, 18（51）: 197-199.

附录A 缩略词表

英文缩写	英文全称	对应中文
AIDS	acquired immunodeficiency syndromes	艾滋病
ART	antiretroviral therapy	抗逆转录病毒治疗
AUC	area under curve	曲线下面积
BSS	behavioral surveillance survey	行为学监测
CIDARS	China Infectious Diseases Automated-Alert and Response System	国家传染病自动预警系统
CUSUM	cumulative sum control chart	累积和控制图
DOT	directly observed treatment	直接面视下服药
DOTS	directly-observed treatment Strategy	现代结核病控制策略
ECDC	European Centre for Disease Prevention and Control	欧洲疾病预防控制中心
EWMA	exponentially weighted moving average	指数加权移动平均
FAO	Food and Agriculture Organization	联合国粮农组织
FTC	emtricitabine	恩曲他滨
GHSI	global health security index assessment	全球卫生安全指数
GIS	geographic information system	地理信息系统
HAART	high active anti-retroviral therapy	高效抗逆转录病毒治疗
HAV	hepatitis A virus	甲型肝炎病毒
HBV	hepatitis B virus	乙型肝炎病毒
HCC	hepatocellular carcinoma	肝细胞肝癌
HCV	hepatitis C virus	丙型肝炎病毒

英文缩写	英文全称	对应中文
HCWs	high commitment workers	医疗保健工作者
HDV	hepatitis D virus	丁型肝炎病毒
HEV	hepatitis E virus	戊型肝炎病毒
HIV	human immunodeficiency virus	人类免疫缺陷病毒
HPV	human papillomavirus	人乳头瘤病毒
IAR	infected averted ratio	避免感染比
ICER	incremental cost-effectiveness ratio	增量成本效益比
IGRA	interferon-gamma release assay	γ干扰素释放试验
IVM	Integrated vector management	媒介生物综合治理
JEE	joint external evaluation	联合外部评估
LTBI	latent tuberculosis infection	结核潜伏感染
MMT	methadone maintenance treatment	美沙酮维持治疗
MSM	men who have sex with men	男男性行为者
MTB	mycobacterium tuberculosis	结核分枝杆菌
MVA-BN	Modified Vaccinia Ankara-Bavarian Nordic	安卡拉-巴伐利亚北欧变种牛痘
NIDRIS	national notifiable infectious diseases reporting information system	国家传染病网络直报系统
NNDSS	national notifiable diseases surveillance system	国家法定疾病监测系统
OIE	World Organization for Animal Health	世界动物卫生组织
PEP	post exposure prophylaxis	暴露后预防
PHEIC	public health emergency of international concern	国际关注的突发公共卫生事件
PPE	personal protective equipment	个人防护设备
PrEP	pre-exposure prophylaxis	暴露前预防

续　表

英文缩写	英文全称	对应中文
PVS	performance of veterinary services	兽医服务绩效
SDG	sustainable development goals	可持续发展目标
SEIR	susceptible-exposed-infected-recovered	易感-暴露-感染-康复模型
SI	susceptible infected model	易感者-感病者模型
SIR	susceptible infected recovered model	易感者-感病者-康复者模型
SIRS	susceptible infected recovered susceptible model	易感者-感病者-康复者-易感者模型
SPRP	strategic preparedness，readiness，and response plan	策略准备，理解及应对计划
TB	tuberculosis	结核病
TDF	disoproxil fumarate	替诺福韦酯
TDM	therapeutic drug monitoring	治疗药物监测
TST	tuberculin skin test	结核菌素皮肤试验
UNAIDS	Joint United Nations Programme on HIV/AIDS	联合国艾滋病规划署
VCT	voluntary counseling and testing	自愿咨询检测
WHO	World Health Organization	世界卫生组织
IRV	infectivity-receptivity-vulnerability	易感性-接受性-输入性
STD	sexually transmitted disease	性传播疾病
SVC	Sustainable vector control	媒介生物可持续控制
SVM	Sustainable vector management	媒介生物可持续控制
GTS	global technical strategy for malaria	全球疟疾技术战略